叶橘泉实用经效民间单方

叶橘泉 编著

中国中医药出版社

·北京·

图书在版编目（CIP）数据

叶橘泉实用经效民间单方/叶橘泉编著．—北京：
中国中医药出版社，2015.9（2022.6 重印）
（叶橘泉医集）
ISBN 978 - 7 - 5132 - 2469 - 7

Ⅰ．①叶⋯　Ⅱ．①叶⋯　Ⅲ．①单方（中药）- 汇编
Ⅳ．①R289.5

中国版本图书馆 CIP 数据核字（2015）第 083636 号

中国中医药出版社出版

北京经济技术开发区科创十三街 31 号院二区 8 号楼
邮政编码　100176
传真　010-64405721
廊坊市祥丰印刷有限公司印刷
各地新华书店经销

开本 710×1000　1/16　印张 13.5　字数 178 千字
2015 年 9 月第 1 版　2022 年 6 月第 4 次印刷
书号　ISBN 978 - 7 - 5132 - 2469 - 7

定价　54.00 元
网址　www.cptcm.com

服 务 热 线　010-64405510
购 书 热 线　010-89535836
维 权 打 假　010-64405753

微信服务号　zgzyycbs
微商城网址　https：//kdt.im/LIdUGr
官 方 微 博　http：//e.weibo.com/cptcm
天猫旗舰店网址　https：//zgzyycbs.tmall.com

如有印装质量问题请与本社出版部联系（010-64405510）

《叶橘泉医集》丛书编委会

主　编　叶加南

副主编　马永华　陶沙燕　叶雨今

编　委　叶加南　马永华　陶沙燕　叶雨今

　　　　叶庭兰　叶建南　叶晓南

丛 书 前 言

　　叶橘泉先生是中国近现代中医药发展史上的重要人物之一，祖籍为浙江省吴兴县（现湖州市）。他年轻时随吴兴名医张克明学医，以后一边在家乡开业行医，一边参加上海恽铁樵中医函授学校的学习。1935 年，39 岁的叶橘泉先生受聘于苏州国医专科学校，任中医学讲师，同时在苏州挂牌行医。1949 年以后，叶橘泉先生历任江苏省中医院院长、江苏省中医研究所所长、南京中医学院副院长、南京药学院副院长等职。

　　叶橘泉先生在其一生的临床诊疗中善于使用经方，积累了很多成功的经验。例如从他发表的 165 例医案中可以分析出，共使用方次 220 次，其中使用经方原方 75 次，经方与其他方合方 55 次（经方与经方合方 43 次，经方与后世方合方 12 次），经方加味方 51 次，后世方 39 次。由此可见，叶橘泉先生在诊疗中既侧重经方原方，又不乏使用经方与经方及其他方合方，同时也不薄时方。

　　叶橘泉先生还是采用现代数理统计方法来研究经方疗效的第一人。他认为，中医学是实用之学术，绝不是纸上谈兵式的研究所能成功的。证候之鉴别、病型之断定、药物之疗效等，均在于临床之探讨，用实验统计之方法归纳其特点，才可以说是科学方式的研究。1935 年他率先提出"整理中国医药必须开设有病房的医院，进行临床研究"，主张建立设备完善的医院，根据临床观察和病历记载，统计治疗成绩，并将成果公开发表，教授给青年医师。这种学术观点推动了当时中医的发展。

　　1939 年，当时堪称国内领先的拥有病房的正规中医院"苏州国医医院"成立后，时任该院医务主任的叶橘泉先生带领其他多名学有专长的医师进行了中医药疗效的统计工作，即采用表格形式进行分析统计。他将自己使用中医"经方"后的 132 个病例进行了十一个角度的统计研究（在医治结果之总统计表里，有效率达到 93%，其中痊愈者

62%，有一定疗效者 31%），实现了以统计来核定经方疗效的目的。

　　1988 年，年逾九旬的叶橘泉先生在"坚持中医特色，把握辨证施治"一文中仍继续强调"方证学"是中医学的灵魂和根。他认为，具有上千年历史的仲景经方已被众多医家证实其具有科学性及临床的可操作性和规范性，因此，让中医更科学而不虚玄的首要任务就是在"方证"上的"规范化"。

　　叶橘泉先生亦十分关注从辨证应用角度对本草学的研究。他不但写有大量关于中药的研究论文，主张统一中药名称，并不断对各种中药进行考证。他提倡改良制剂以提高有限的中药资源的利用率。他率领研究小组进行了"精简处方组合""定型方剂及小剂量研究"等临床实验，很早就建议人工种植一些重要的药用植物。1960 年，他研究开发出能够替代名贵中药的 202 种冷门草药应用于临床，为中药的可持续发展做了很多工作。

　　"人不能与草木同腐"，"要用小跑步走完人生"，这是叶橘泉先生终生"身体力行之"的信条。叶先生一生行医不息，著书不止。在给后人留下的卷帙浩繁的著作后面，跃动着的是老先生对中医药事业矢志不渝的至爱情怀。

　　我们整理出版《叶橘泉医集》丛书，为的是将叶橘泉先生的临床经验和学术体系完善地保存和继承下来，这对于振兴祖国中医药事业，推广普及中医药知识具有现实而深远的意义。该丛书不仅对中医药专业人员有重要的参考价值，而且对西医师以及爱好中医药的人士也有很大的参考价值。

　　《叶橘泉医集》丛书在策划、整理、编辑、出版的过程中，得到了中国中医药出版社的大力支持和悉心指导。《医集》丛书编委会全体人员尽心竭力，精工细琢。这一切使《医集》丛书得以如期出版。在此，一并谨致诚挚的谢意。

叶加南

2013 年 8 月

编 辑 的 话

叶橘泉先生——"方证药证"学说临床家

叶橘泉先生（1896—1989），中国科学院学部委员（现称院士）、一级教授。"方证药证"学说倡导者、实践者，杰出的中医经方临床家、教育家、中药学家。

叶橘泉先生早在20世纪20年代就首次提出了"方证学"的概念，此后他不断地向中医界呼吁"应该重视中医方证学的研究"。从他的经方临床研究成果中可以看出，他不但具备临床经方家的一般特性，而且有他自己独到的学术思想和风格。他认为"中医的主要特色是辨证论治，以及辨症求'证'，论治施'方'，方证相对，疗效卓著"。他提出的"方证学"，是现代经方研究史上的一次重大突破。

在中华中医药学会主办的"全国经方论坛"上，诸多与会专家们认为：叶橘泉先生作为"方证药证派"的代表，与"脏腑经络派"的代表刘渡舟先生、"谨守病机派"的代表胡希恕先生，构成中国现代伤寒学术史上的三座高峰。

叶橘泉先生一生著作颇丰，至93岁辞世时，先后编著出版44册著作，并发表了500多篇文章。最近，中国中医药出版社经过全面整理，归纳出叶先生的学术著作主要包括"医话三书""方证三书""药证三书"：其中"医话三书"包括《叶橘泉方证药证医话》《叶橘泉临症直觉诊断学》《叶橘泉点滴经验回忆录》；"方证三书"包括《叶橘泉近世国药处方集》《叶橘泉经方临床之运用》《叶橘泉临证实用方剂》；"药证三书"包括《叶橘泉现代实用中药》《叶橘泉实用经效民间单方》《叶橘泉食物中药与便方》。

随着时间的推移，叶橘泉先生关于"方证学"的理论和实践已为越来越多的人所认同。只要大家能熟练掌握这种"方证学"，中医必将出现新的鼎盛时期，当今全世界悄然兴起的中医热就是证明。叶先生在大半个世纪为中医发展而奔走呼号、身体力行、充满艰辛的一页将永远留存在我国中医学的史册中。

今天我们整理出版《叶橘泉医集》，为的是将其宝贵经验和学术体系完整地保存下来，同时也为了让后继者永远怀念他。他的学术生命将在一代又一代后学者的血液中延续。

刘观涛

2013 年 12 月

整 理 说 明

　　特别需要说明的是，本书作者在当时的学术环境下，使用了大量具有"时代特色"的字、词、短语等，如英文音译词、英文药名、分子式、专有名词等。这部分内容虽然在今天或已废弃不用，或已更新，但如果对上述内容作大批量的修改，势必将破坏原书的整体协调性、完整性，使得全书读起来显得支离破碎、不伦不类，因此我们采取较为保守的方式，将以上内容在保持原貌的基础上稍作修整，既保持原作风貌，同时也便于今人阅读。由于有些验方来自于民间，用量及炮制方法等，应在医生指导下应用，以免发生不良后果。特此说明。望读者见谅。

编　者

2014 年 5 月

叶橘泉实用经效民间单方总目录

合理的民间单方

绪　言

　　世界医药学术的肇端，莫不由于人类偶然发现之单方，经无数先民之沿用，屡试而屡效，然后始著为药学。其初仅知某药有效于某症，而不知其所以然之理。例如印度古时有一穷人，患疟，露宿树下，热甚口渴，偶饮某池水而所患骤愈，同时同样患者，饮此水均愈。嗣经发现池旁有金鸡纳树浸水中，始知为树之皮，实能治疟。民间沿用至百余年后（1530 年），由厄瓜多尔人康尼什尔将金鸡纳树皮粉送秘鲁总督金康伯爵夫人服以治疟，甚效。夫人带此粉至西班牙，于是名闻全欧，称之谓伯爵夫人粉。至 1682 年，有耶教会教士，带此粉至中国北京，医治康熙疟疾，当时称为耶教会粉。直至 1820 年，始由欧洲化学家提出一种有效成分名"奎宁"者，能灭疟原虫及健胃退热，至此乃功用始明，学理大白。

　　又如我国当时有病吐血者，偶食鲜藕而所患骤愈；又有一庖丁削藕，藕皮偶坠血盂内，血遂不能凝固，因此方知藕有止血化瘀之功效，始相传为单方之应用。但初不知其富含"单宁酸"而有止血之作用，遂妄言性凉而下降。据此可知经验有效之单方，大有研究之价值，而温凉升降之理论应以药理研究之方法来阐明。若不采用科学之研究，则药物作用之真面目终不能见，即施之治疗，亦永无进步之可言也。试观西药由生药而制为原料，由原料而再化分化合，制出日新月异之新药。我国汉唐以前药书，只载纯粹经验之治效，至唐宋以后医家，则竟以五行生克论病理，以五味形色测药效，论药之书，则满纸升降浮沉、寒热温凉、色青入肝、色白入肺等旧说。旧说盛，医学身份似跻上高深神奇之一境，于是迷离惝恍。迄于今日，虽有汗牛充栋之医药载籍，而皆盘旋于迷阵之中，以致形成世界落伍之医学。惟日本汉医东洞、丹波氏等，迷梦先觉，素主古方经验效药之考证，因此彼邦于维新后，一般药学家之化学研究汉药者，有所凭借，故大有发明之著述。彼之得占世界医学第二位置者，良非偶然也。今日我国医药科学化之声浪嚣然矣，乃半由东洋之研究汉药者牖启之，呜呼可哀！中央国医馆对于医药学说之整理，主破坏、主保守者，尚争讼纷纷也。实验与旧说，将两利而俱存之乎？无是理也，既无是理，则与其用形色气味五行生克之医药以治病，毋宁取稽古相传之验方及效药。考求其所以然之理，但验方新编单方大全等书，收载虽多，惜皆精粗不分、良莠杂列，若得一一以科学整理之，则岂止淘沙得金，直可云礼失求野。盖自昔良方，每多流入乡村野老及江河铃串之手，彼等虽不知医，只知揣合其单方之病状而给药，然往往取效如响，此可证我之所谓旧说不甚明了，而旧药仍能疗病也。穷以谓欲求中国医药之发皇，首宜注意民间之效药，求其功效准确而合于学理者，表彰之；再进而求化学家提炼之，精制之。于是人类本能自然所发现之单方，一转移间而成世界医林之特效药矣。今于诊务之余，留心采访，数载于兹。凡所见所闻，或得诸乡老口授，或访自铃医秘传，选其效力确实而符合近世医药学理者，笔之于纸，以贻海上医药出版社，陆续刊布于报章杂志，以求正于海内诸同志。谬蒙阅者见许，纷纷函促印行单行本，乃不辞粗浅，汇录付印。惟急就之作，谬误不免，还希读者诸同仁之纠正，则不仅不忘个人受益也。

中华民国二十三年（1934 年）岁甲戌三月吴兴叶橘泉识于

苏州存济医庐

凡　例

本编搜辑之单方，以功效最准确，药物最普通，而且合于科学学理者为依据。

本编所收单方共百则（八十五、八十六则已佚），悉以单味药物为主治，以符单方的命名。一以便民间之采用，一以明药理之功效。

自昔方书，未尝论药，即间有论之者，亦无非以色味五行分属脏腑，如色白味辛入肺、色赤味苦入心等。殊不知药物入胃，有色变为无色，有味变为无味，断无因色味之不同而分入脏腑之理，宜其为近学者所诟病。是书根据近世学理，详论各药之形态成分及药理之作用，使数千百年来经验之论，一变而为科学实验之学说，此编者之本意也。

是编搜载之方药，不但供民间之采用，且可作西医药家研究中药之参考。因西医尚无特效药之疾病，中药治之屡获奇效；即西药已有特效之数种疾病，以中药治之，反比用其特效药为速愈。此可知中药有胜过西药之处，如妊娠呕吐之用半夏，疟疾之用常山，寄生虫之用使君子、石榴根皮等，学者苟能尽力研究，前途尚有惊人之发明，当未可限量耳。

本编所用之分量及用法，均属著者所实验；其形态性状及药效成分等，系根据日本药物学新书及近世新医药名著考证而来，完全依据科学立说，力辟穿凿附会之旧习。

中药之多，甲于全球；效方之富，不可胜计。其确有医治实效而未抉其奥者，在在多是。本编仅选集百则，作提要钩玄之辑，他日有暇，当再续编。

赘　言

单方者，谓一药无佐使，单独之义也。单或作丹，殆比于炼丹之成，夸其捷效而仙之，此实俚说；或作发端之端，谓医药发始此其端，说亦纡曲。夫单之本义为大，引申为尽为周。而据《诗》其军三单笺，单者无羡卒，余卒为羡，无羡卒是单独矣。单本为复之对文，何以本义为大，盖复而归于单，即含有独大之意，而大则赅周尽二义。故《小雅》俾尔单厚，《笺》为尽。杨雄《甘泉赋》单僚垝乎，注为周也。凡痛有正因、有副因，前古之人既试得主治正因之一药物，屡试而屡效，且试知主病既去，其余副病之现象亦不治自愈，因而秘之以为方，此即单方之所由来乎。秘固不能尽密，而传也散漫，未尝有系统，即验方新编等书，亦杂采而未必确有证据。又凡时流医生，亦如昔年号称业儒者之挟有兔园册子，而不知其他。其于仲景经方，且视为古法废物，更何心议及单方哉！叶君橘泉，既早有医药常识之著，兹又成合理的民间单方之辑，已自为绪言，抒其旨趣矣。复嘱余为叙文，而云诗词亦可。余大笑曰："诗词更何关于医道？设谓有关，则枚乘七发，概可起惫疾；陈琳檄文，真能愈头风乎？"又戏为谑曰："现医生方仇西法，力护时方，君既研究东医旧学以其本于西法之化验药品，而发明仲景经方之主要，殆已不免树敌于同业，兹复检究单方刊布之，以便病者不求医而自治，将不虑及门可罗雀乎？"君亦大笑曰："以仇也而致罗雀于我们，是我说已大行，我又何憾！若虑合理之单方出，而有关一己生业，此必无之事。盖方之合病证与否，必需医生之审视，若人人有医学常识，且人人能审病选方，则凡专业于医者，自可概废，我又何所憾乎？或谓审病酌方，据方审合于病，固然，奈医率庸也。故别有签方、有乩方，求方者颇有济于病，方今祈祷举行，当道且纫之。民化日进，神道之化亦必进而愈上，神方仙方之盛行，压没经方单方。审病开方之医，将来必至徒业，未可知也。"余又大笑曰："何俟将来，今就一方隅言，已有医而神者。"据闻有所谓有闲阶级之流，集茶肆，撑足高谈，宣传某神医。每病人就诊，三指一捺，举笔一挥，病人尚诉病情，已付方挥手使去。凡吃其药，病无不愈者。或疑其谰言，余闻此乃深信。昔者秦越人治病，尽见五脏症结，特以诊脉为名耳，此出《史记·扁鹊传》。某神医一捺指，殆犹自嫌多事。惟秦越人得禁方于长桑君，先自饮其药，而后能药人。不知此神医曾亦得长桑君禁方乎？不知此禁方能不复为秦越人所秘，而得传于世，层入于单方，如俗传之孙思邈龙宫禁方乎。要之此神医，已纯乎其神，不但望闻问切皆无所用，即西医所资以检病之各器具，亦视为卑鄙不足道。合理乎哉？不合理乎哉？惟神也！固非人所能定为是医非医也，而人皆神之。噫嘻，此即徐灵胎所指为天吏之一者耶。随笔书此，不成文体，只作谈话。

甲戌（1934 年）春暮蒙俊

目　录

（一）鸡肫皮健胃助消化

鸡肫皮消食之功效，民间知之者颇多。偶患食不消化胃中食积作胀，或不饥不欲食、食则胀满等消化不良疾患，往往自用本品一二具，煎汁或研细粉吞服，颇有消食健胃之功也。

按：鸡肫皮一名鸡内金，简称鸡黄，为家禽类鸡之胃内膜，色黄。其功用与新药中之"陪泼辛"相同，陪泼辛者，系从牛或豚之胃膜中制出的一种特别酵素，用以补充人之消化液之缺乏，而治消化不良诸症。虽然，考动物学之定例：弱于齿则强于胃，肉食动物则齿强而胃弱，草食动物之牛羊齿弱而胃强。鸡鸭无齿而能消化带壳之谷类，其胃膜具强有力之消化酵素，昭然甚显。若能用化学力法提取其要素，确定其用量，亦一国产之新药也。

（二）焦神曲消食止泻

肠胃病，消化不良而惹起腹痛泄泻，或因食不适宜之食物，或因腹部着寒而致之消化器病，一切呕吐泄泻，民间均知自用焦神曲研细粉，每服四钱，开水冲服，有消食止泻之功。

考：神曲为类集健胃消化之药数种，磨粉，加面糊压成饼，如罨曲法，令其酵发之。生黄衣，晒干，用为消化药，炒成焦炭，名焦神曲。有止泻之效，盖神曲内含酵母菌，系一种有益于人体而助消化之无毒菌芽苞，能助胃消食。炒成炭末内服，则有炭末作用吸着剂之通性，入肠后能密覆肠内黏膜，制止其分泌，又能吸收毒素，故其对于一切肠胃病之消化不良，分泌过甚之腹胀泄泻，用为止泻消食，颇合近世科学学理也。

（三）醋大蒜治肚痛、泄泻、痧疫初起

著者曾在乡间，常见农民们在夏秋之间遇到一切肚痛泄泻，或胸闷呕吐等类似霍乱（他们统叫做"害痧"）之患，就用古老相传的单方

"醋大蒜"（大蒜头用盐和赤砂糖腌藏的）生吃，或和烧酒同吃，吃至醉醺醺地睡一觉，醒来就无事了，这方法非常灵验。所以那一般神圣的劳农，在霍乱流行之时，他们也有恃而无恐。不然，他们因终年辛勤不得一饱，既无闲钱来备"辟瘟丹"和"哥罗颠"，更谈不到"霍乱浆苗"防疫针，岂不活活该死吗？

橘按：本品为百合科蒜之球根，有强烈之臭气，内含挥发性之含硫油及大蒜油，味辛辣刺激，为灭菌杀虫药。内服后其酷厉之挥发油能透达全身，发汗利尿，逐秽排毒，激胃助消化，镇痉镇痛止泻，为消化器官内一切细菌性疾患之特效药。德国新出之阿米巴痢疾新药"亚力山丁"，亦从本品中所制出也。惟以本品生食有不佳快之荤臭，令人厌恶，然据一般学者之研究，谓其排毒杀菌之有效成分，全在臭恶之酷厉油，若提净其油去其臭味，则功效反减。于此可知腌藏之醋大蒜，虽略矫其味，而其油仍在，故功用较"亚力山丁"更著。望阅者勿以其物贱而忽视之为幸。

（四）绿矾治贫血萎黄

农民们勤劳过度，往往于秋后患萎黄病，土名叫做"秋黄子"。其实这是因他们辛苦劳力，食品粗粝，营养缺乏，而患的是贫血病。民间的单方，用绿矾一分（一日量）炒成焦黄色，研细粉，和入枣肉内做成丸药，或杂入党参、米仁等药粉内吞服，很有奇效。因为它效验准确的缘故，有几个取巧的旧中医，偷偷用本品合丸散，售秘药，专治黄病。病家不知其内容，服了因其有确效，辗转相传，病以类聚，让他们成了有名的黄病专家者，数数见之。不过那般旧中医，虽知其效，而仍不知其所以然之理。著者虽也是中医，既知其效，却不肯轻轻放过，必寻求其所以然之故，才肯罢休。

考：本品为粗制"硫酸铁"[$FeSO_4 \cdot 7H_2O$]，放置空气中则氧化，于表面生黄褐色锈，即"第二硫酸铁"[$Fe_2(SO_4)_3$]，其原形为淡绿色棱柱状结晶，其成分完全是铁剂，为贫血性萎黄之补血药。盖其补血之作用原为一般铁剂之通性，惟本品为惹胃而兼收敛之铁剂，又为行经药，其补敛于铁剂中为上品。如血弱身虚者宜服，但不宜多服，过服则肚疼作呕，而反损人，宜慎之。

（五）白果蛋医白浊

著者尝见有一老人（非医生），善能医白浊，不取医费。患者只要买几个生鸡蛋送去，他就把蛋打一孔，放出蛋清半数，装入药末垫满，用纸糊封，置饭锅上蒸熟，令患者连吃几个，颇有能获效的。不过他虽不取费，而其方颇守秘密，绝不告人。著者遍检方书，对于白浊，有将军蛋、白果蛋两方。将军蛋者，用大黄粉放入；白果蛋者，用白果仁放入。乃取其制成之熟蛋检视之，实系白果蛋也。

考：白果一名银杏，为公孙树科之果仁。色白，味微甘带涩，略有收敛之功，能制止阴道黏膜之分泌，并有杀菌之效。故不但可以治白浊，又可用作驱虫剂，若将其树叶夹书册中，可防蠹鱼之害。

（六）石灰的效用

乡间的太太们，最迷信敬奉的就是灶君皇帝。家中的小孩子，有时吃了东西不适宜，或受了寒，发生吐呕或泄泻，她即偷偷到灶前去，向灶君皇帝通诚了几句，不给旁人看见，在灶前灶后挖了些石灰泥（灶墙泥），用些滚开水冲化、澄清，令小孩喝几口，有时候很有效的。说也好笑，这种迷信的举动，谁也晓得不合理的，但是事实却很有一部分的理由。读者且慢讥笑作者为提倡迷信，因为这个哑谜，现在总算可以打破了。

考：石灰为含氧化钙之碱性土，最能灭酸。凡肠胃内酸汁过多，而食物不消化，致呕吐泄泻者，以百分之五之熟石灰水服之，为灭酸及收敛药，能平胃止呕，敛肠止泻，然不得过服久服。幸她们只知灶君老爷的仙方，不敢多取多求，否则流弊很大耳。但是此项单方，不知哪一个先民从经验所得，流传至今，竟至因妇妪迷信，牵涉到灶君

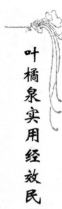

身上了，想起来真是好笑。

（七）海带医颈疬

颈项间生起核子，初起如丸如豆，渐大如桃核，如栗子，或若胡桃，不痛不痒，名谓瘰疬，是一种淋巴管结核病，我国旧称疬劳。因患此者，往往身体衰弱、神经锐敏、肌肉瘦削，不易就痊。考其原因，是人体内缺乏碘质（构造细胞原质之一），颈淋巴结即易患结核，因而成疬。在我国旧时，颈疬之原因虽未明（谓气郁痰结），却咸知用海带、海藻以治颈疬，谓其能散瘰之结气，又谓其味咸，能软疬核之坚，然此种想当然之论调，乃当时先获药效，而后推测其功用，故未免空泛而涉玄虚。但本品之治颈疬，实深合于学理。盖海带、海藻、昆布等海草类植物，都富含"沃度"（碘），为变质剂之要药。近世医家所用之海碘，多系此类海草烧灰制成。碘如加热则化为流质，再热乃化为紫色气质，且与金类化合亦甚速。此质海水内含有之，泉水内间亦有之，海绒珊瑚类及数种蛤蚌等类，均有此质。印度北境雪山，其土人多生瘤（即疬），有一种海草，土人取之名曰治瘤叶。又南亚美利加有一种海草，生瘤者取其梗食之，名曰治瘤条。可知海草在未得原质（碘）之时，人类患疬者之得其益，盖已久。而我国亦早知此药之功效，盖亦从经验得来，暗合学理者也。

（八）水仙根敷肿疡

水仙随处有之，为百合科之多年生草。叶狭长无叶柄，冬季于中心抽茎，茎顶开白色黄冠之花，其地下茎为重瓣之鳞茎而肥大，用其地下茎捣烂，罨敷一切无名肿毒，颇有散肿消炎定痛之功。民间颇知其效而用之，往往奇验。

橘泉按：肿疡之起，每因局部受器械的或化学的毒素刺激，致皮下组织及细血管发炎，血液壅郁所致。本品据日本山内停吾之研究，证明其叶茎根中均含有"亚两加罗伊度"，与石蒜中所含"里克林"

Lycorin 之有毒成分相同，为治疮疡圣药，涂诸肿毒有特效，尤其于妇人乳房肿痛，捣和醋敷更奇验。《农业杂志》云：妇人乳房肿痛，以水仙球根剥去外皮捣，米饭同炼和，摊纸上，贴患处，渐散热止痛肿亦消。盖本品具散血消炎通乳之功故耳。

（九）萝卜能消化肉类及小粉类食积

萝卜之消食，民间皆习知。《本草纲目》亦言萝卜能制面毒，然未能明其原理，而详言其所以然。

考：萝卜又名莱菔，为根菜类之一种。用本品生打取汁一二杯，善于消化小粉质及肉类食物。

盖米、麦、山芋、百合等各种植物，含小粉质极多，此等食品入人胃中，不骤然吸收于体内，必与唾液及胰液混合，营消化作用而后方有益于人身。然有时多食含小粉类食物，唾液及胰不足供给其消化之用，于是胃肠食积，而发生疾病矣。是时若用萝卜汁，则能消化其食积。若食肉类而不能消化时，萝卜汁亦奏著效。盖近来化学家将萝卜详为研究，始知有消化小粉及肉类之特性。因其所含之一种消化素，既可化食物中之小粉为糖分，又可使动物肉类之结缔组织渐就溶解，诚以萝卜能变小粉质为糖分，而助胰液营消化作用。故小儿多食饼饵致病者，以萝卜汁治之最宜。若似各种新鲜之肉类浸于萝卜汁中，不久却变为柔软，此非萝卜有直接消化肉中蛋白质之功效，乃筋肉间之结缔组织渐为其溶解耳。据此实验，萝卜有消化肉类之功，极为显明。故因多食肉类而积食者，亦宜以本品治之。

（十）盐汤取吐救治食物中毒

忆上年孟秋间，因事至乡，诊一王姓男，年约四十许，患彼之所谓霍乱者。至者见病人反复起仆，上呕而下利，两眼球已深陷，手指冰冷，俨然一霍乱脱水期症状也。惟呕则无物，利则亦不爽，声音不哑，而汗不流，脉已着骨欲绝，肌肉已失弹力，口大渴而汤水入口即吐出，药亦不能进。病者胸闷腹痛欲绝，求生不得，求死不能，宛转叫喊，观之殊可怜。细检其胸脘部觉高凸，以手按之痛甚。细询彼之家属于起病之因，谓因吃会酒（乡人以经济互助，集戚友多人，以银钱轮流掷彩，并以鱼肉叙餐），鱼肉饱嚼，返后即病。并谓所吃鱼肉，因气候暑热，已觉腐败不佳云云。著者始恍然其为食物中毒也。以其僻处乡隅，既无洗胃之器，又乏探吐之药。错愕之间，偶忆民间药物盐汤探吐法，用炒焦食盐泡汤令尽量灌饮，随饮随吐，随吐随灌，不逾时得大吐胶样物如絮如棉者约升许，胸闷顿释，随即下利松达，腹痛渐止。乃处方善后，不数日而痊。

橘泉按：食盐之主成分为"氯化钠"NaCl，此外尚含有"加里苦土""石灰"等之盐化物，有温暖疏解之效。用之适量，能强健胃之消化力，过量则必起呕吐。为改血药，催吐及泻下药，最能杀毒消食，吐涌食物中毒，且止一切蜂蝎螫，蜈蚣、蛇、蜘蛛咬伤毒痛，嚼敷效，此尽以其有解毒改血之功故也。

（十一）西河柳透麻疹

麻疹，北人呼痧子，浙江人叫瘄子，系一种传染性流行热病。患者初起似伤风，咳嗽、喷嚏、流泪、畏寒发热，在小儿间发惊搐，继即皮肤发现红色疹点，先发于颜面，而胸次而四肢。顺序畅发者为顺，若先发于四肢，或胸次，或颜面不达者，或初现即隐没不见者为逆为险。盖本品之原因系一种病原细菌（病原菌之形状尚未查见），混入血液中，由体温之抵抗而达于皮肤毛细血管，至发现为红色之疹，则病毒才可消灭，而体功免疫之机能方告胜利。此病在我国旧医学说虽不知病原体之为何物，然于经验所知，只求疹点畅达而后为病愈。因此民间咸知痧疹以早透为快，最怕透不出，于是遇将透未透，或透而复没之症，用古来相传之民间单方西河柳煎汤内服，透疹发汗，解热，不但有效，而且合于学理。在旧医与民众，虽知其效，而数数用之，屡屡验之，但仍不知其所以然耳。

考：西河柳一名河柳，即垂丝柳，为柳科水杨柳属之一种细叶柳，系落叶亚乔木。多生于原野水边，或栽植于河岸边，皮色红褐，枝皮平滑，叶背有茸毛。春日先叶而花，花绿色，雄蕊则密生絮状之白毛。本品之叶及梢皮，在欧洲古时作规那皮（奎宁树皮）之代用品，其味苦，气稍芳香。其有效成分为"水杨酸"，能发汗解热，即制造"阿司匹林"及"霹蓝米同"等之原料。能疏解凝结，治关节风湿痛及各种神经痛，并能扑灭发热由来之有机体内之发酵素，故对于传染性发热无汗之表证，确有特效耳。

（十二）土茯苓之治霉疮

霉疮，一名梅疮，系由花柳场中传染而来之一种顽恶梅毒病。其传染之途经，固以生殖器部分直接行不洁之交媾而致者为最多，然由间接传染者亦复不少，如医疗之器械及衣服被褥均能传播，又有先天梅毒，乃由祖或父母患有本病而遗传及于子孙者也。其状往往于阴部发生硬结，继变溃疡，并于皮肤发现斑疹，色红而稍稍隆起，多见于头部发际及背部四肢；此外又有发水泡疹、脓疱疹、粟粒疹，然不瘙痒，且鼠蹊腺等肿硬。头痛、眼球疼痛、筋骨痛，咽喉及肛门黏膜糜烂；有发于脑脊髓者，现神经症状之麻痹狂、半身不遂、癫狂等。

本症之治疗如沃度剂、汞剂等，虽为合理，但只能奏效于初期。设病至第三期，即素称特效药之"六〇六""九一四"等，恐亦无济于事耳。若于初期用土茯苓三两为煎剂内服，作排毒疗法，颇著具效。著者尝实验，其功不下于汞碘也。

考：土茯苓，《植物名汇》载为百合科植物之山归来，乃常绿攀登植物。其根状如菝葜，而圆。其肉软，可生啖。为变质剂之改血药及发汗利尿药，且能缓和酷厉毒，故其功用有清血排毒，治肢节痛，经久污秽之溃疡疮毒，疡毒之滞留于血脉筋骨间者颇效。

《荷兰药镜》"萨苓排毒煎"用"萨尔沙根"二盎司，"土茯苓"一盎司，"朴窟福鸟笃"四钱，甘草六钱，上锉细，浸水八磅，煎至三磅，加"萨撒弗斯刺"（锉）二钱，搅待冷，布滤过，治梅毒泛漫血中，尚未潜结诸骨者极效。服量：本品性缓弱，非多服不见效。每次用一盎司或一盎司半，加水五六磅，煎至三分之一服之，或加入其他排毒剂内服之。

（十三）蒲公英之对于胃痉痛

胃痛的病理原因，多半属于食物失宜，或过饥过饱，或食物脂肪及碳水化合物过多，或饮茶咖啡及各种酒类过度，致引起消化不良，而胃黏液增多，胃液之性质改变，成为慢性胃炎。初起则食后不舒，嗳气艰苦，继则胸骨后隐隐作痛，其痛弥漫或连背部，食后则痛较重，或吐逆，吐物中含有胶性黏涎，甚则不能食，忧郁烦闷而致贫血衰脱。

本病初起时，用蒲公英磨细粉一钱、甜酒酿一杯煎滚冲服，一日两次，连服数日既有效而且合理。

按：蒲公英系属菊科多年生草。丛生于路旁，叶作倒披针形，边有大锯齿，春末抽茎开黄色花，叶茎根俱有白汁，药用以生鲜者为佳。本品成分内含"泰拉基沙丁"（Taraxatin 苦味质）、胶质、糖质、加里钙盐等，为著名之苦味健胃药。用于消化不良，又为变质，缓和下剂，能疏散滞气，消炎散肿，解毒利尿。《日本药局方》主用为健胃缓下药，用治慢性胃炎，制为越几斯（流膏），与他药配合。

（十四）白矾泡水洗涤白带

妇女白带是阴道黏膜分泌过多所致。用白矾四钱单用，或加"单宁酸"（西药）一钱，开水三十四两泡匀，候温度与体温相等，用灌注器注射入阴户，一日两次有效。

按：白矾系收敛剂，"单宁酸"亦为收敛药，能收敛阴道黏膜微血管，制止分泌液。不但能止带浊，如射入子宫内，能治月经过多；射入肛肠又能治久痢下血，痔瘘流血；漱喉，治喉热痛烂；灌鼻，可止鼻血久流。白矾一钱，玫瑰花泡水三两，天麦冬泡水三两，和匀漱喉，能疗喉痛失音。

（十五）硫黄主治疥癣

本病系一种寄生虫，名疥痒虫。寄生于皮肤间，且常喜寄生于指侧肘膝等关节部，遂发小水疱状、蕾疹状、脓疱状之疹，奇痒不堪，夜间卧蓐后身体温暖，痒尤特甚。用天然石硫黄磨细粉，猪脂调匀涂擦患部，翌日洗净，再涂擦再洗殊有效。

橘泉按：硫黄含有信石、雄黄，或铁及硒等，为杀虫改血治皮肤病之特效药。且本品摩擦能发电气，不过有一种特异臭气，遇火则易燃烧，其焰为淡蓝色，可以熏白别物，如熏草帽及燕窝、银耳等，焚烧本品于其中，可作房屋及器具消毒之用。盖本品被烧，则化为硫氧三酸气，能杀灭一切细菌也。

（十六）炉甘石治烂臁疮

腿足烂疮，脱皮流水，痈肿，往往经年累月久缠不愈。在女子患此愈多，年老体弱者不易收敛。民间以精制炉甘石，搀冰片少许，用蜜水调敷颇效，或贪便利者，即取眼药料（即用精制炉甘石、冰片等制成）敷之亦效。

橘泉按：本品产硫化锌矿及铜脉矿中，为白色长方形质软之矿石。又有作褐色青色而稍透明者，色白质软者名羊脑甘石，为上品。化学成分内含碳酸锌及铁、钙、镁及镉少许。有清血变质，消炎退肿及防腐收敛之功。原为眼科退翳特效药，用治烂臁疮，即利用其消肿防腐收敛之功也。制法：用童便浸三日，放火中煅红，淬以童便，再煅再淬，如是七次，用水漂洗，水中研细，磨至无声，晒干（愈细愈佳）应用。

（十七）猪胆汁治胆石黄疸

黄疸有数种，而胆石黄疸较为更多。本病之原因，多半为女子，或执坐业而缺少运动者，以及酒客肉食之辈，每易使胆汁郁滞，结成胆砂，阻碍输胆管，致胆汁不能畅输于十二指肠。肝胆部分郁积胆汁，血管及淋巴管吸收之，遂发生黄疸。盖胆色素混入血液，皮肤黄染，呈硫黄色至橘黄色。尿含胆汁色素，粪便成淡白色，肝脏大而硬，且痛。脾脏肿大，右季肋部发疝痛，或发呕吐。大便往往艰难。如因胆石而发之黄疸，投以猪胆汁，殊合学理，而能奏特效。

橘泉按：动物之胆汁如猪胆、牛胆等，其形性大略相同。内含碱性盐类及胆色素、黏涎等，为解凝性轻泻药。苦味健胃助消化。改血杀虫药，能促胆液之分泌，至消灭胆道内之一切病原细菌及结石等悉使排出。胃肠经胆液之冲洗，则大便通畅，肝胆之疾患得平而黄疸便秘自除。现市德国咪吔洋行新出之"胆素灵"，即根据此理而成。还望国内制药家，将本品设法精制之为幸。

（十八）车前子利小便治淋浊疼痛

淋浊，大概是细菌毒素侵入尿道，黏膜发炎分泌亢进而成。往往排尿困难，甚至疼痛，愈痛则尿愈不利，尿不利则淋浊细菌愈易蔓延尿道之间。用利尿药，使尿液通畅，得大量之尿液冲洗尿道，则淋浊自可渐愈。即以车前子四钱，或车前草一两煎汤服颇效。

考：车前子，为车前科车前草之种子。赤褐色有光泽，状类胡麻子，惟粒较细，味苦。本品成分内含配糖体 Aucapin、黏液质，用为利尿药，清利尿道，促令内肾排出血中毒素，并令溺中一切细菌及杂物由尿液放出，消退尿道炎灶，润内膜。故用于淋疾之尿道炎症且肿胀而感疼痛之炎症亢进期，尤为有效。并能兼治湿性脚气，关节肿胀，盖亦利尿排毒之功也。

（十九）阿魏佩带胸襟预防麻疹传染

麻疹，北人呼为麻痧，南方俗称瘄子。本病之原因，细菌学上尚未明了，惟人类殆皆感受，而小儿感染尤多。预防方法，虽以隔离为最要，然其传染力很强，往往终归画饼。缘其传染之媒介不专因接触病人，而疑是空气之吹散播扬于空中，空气何能隔离。故外国之细菌学者及卫生学家，虽竭力研究，仍难得相当之预防方法。

我国稽古相传之民间单方，用阿魏佩带胸襟，于麻疹流行时间用以预防传染，既有确效而又合学理。

考：阿魏为伞形科植物根茎之浆汁干而制成，为黄褐色颗粒状或块状之物，质脆弱，热者则柔韧，有如蒜之臭气甚窜透，令人呕秽。本品成分内含"树脂、护膜、硫性挥发油"等，为行动镇痉驱虫驱风药。杀一切细虫，去臭气，解菌毒及自死牛马肉毒，治传尸疳痨，辟瘟疫瘴蛊，鬼疰恶毒。《远西医方名物考》曰：阿魏臭气窜透，疏利解凝之效最峻烈，又善表发蒸汽而排泄之，治子宫冲逆及痉挛诸症，且因臭气剧烈而著杀虫之功。

橘泉按：本品既具杀一切细虫之功，又含挥发性之含硫油，其杀虫防疫，可以证矣。

考：臭气或香气之播散，原系本质上之细微质点，挥扬散布于空中，但该质点微细至于极点，即显微镜上亦不能见之。麻疹之传染病原，虽未明了，要亦属极细之微菌，介空气为之传播，其侵入人身之道路，不外乎呼吸器官口鼻及喉头等处。佩带阿魏，助播散酷厉窜透之臭气，四周之空气混合此杀菌辟毒之细质点，而呼吸之空气即有细菌已为阿魏所肃清，此无异空气消毒之防疫方法也。

（二十）大鱼骨粉疗结核病（痨病）

结核菌，为一种杆状细菌外被蜡状物质，对药物之抵抗力强大，不易杀死，本菌混入于肺成肺痨，入于肠则成肠痨，入于骨髓脑脊皮肉均能成痨。菌体分泌一种毒素则病人发热、咳嗽、羸瘦、疲劳、咯血、气促（肺结核），贫血衰弱，盗汗，或声音嘶哑（喉头结核），下痢（肠结核），骨蒸、手足心发烧、淋巴结肿大成块、额红（骨腺病）。在小儿及壮年，则预后多不良，老年则往往延长其病期至数年或十余年无急剧之险者。本病除一般摄生法（使营养佳良，抗病力增进，起居于清新空气中，多受日光）外，尚无特效药之发明。惟近来有人研究用有机钙类，使其结核病灶内生石灰沉着，致干酪变物质结成白垩样块，包围结核菌，不使生长繁殖，绝其自生之路，此法颇效云云。据此，则鱼骨粉服食以疗初期结核，自是合理之方法也。用无论何种鱼骨，取其大者，炙脆研细粉，每服一至二钱，日二三次，连续服食多日，自有佳良之成效。

　　按：鱼骨内含有机钙、磷、胶质，并微量之碘，有营养强壮之功。用于诸般慢性衰弱症，软骨症、颈核瘰疬、发热诸症，且能补助身体内之石灰质，并使石灰质沉着，包围结核病灶，而奏佳良的效果耳。

（二十一）苹果、花红治小儿泄泻

　　夏秋之间，小儿腹泻的病患颇多，乡里间因医治不便，尤其为经济关系，故患病初起，往往听其自然，至再不愈，乃访闻单方。他们相信单方一味气煞名医之俗谚，甚至不问情由，盲从不合理的单方，小孩性命牺牲于单方之下者，一年之中，惜无调查统计，不知共有多少耳。

　　转过来说，有时适遇合理的单方，却能迅奏奇效，实较普通医药为优，因其暗合于科学的最新疗法，如苹果与花红等之治小儿泄泻是。著者尝见一股乡村小儿患腹泻，他们往往买些苹果或花红吃吃，他们说这两种东西能缓肚止泻，吃了果然有效。但向来疑惑这些水果类食物，何以有止泻之效。考诸我国药物旧籍，（本草）只悉林檎（花红）有疗霍乱肚痛、水谷泻痢之功，然仍不明其所以然之理。近读诊疗医报，始悉此民间单方，在德国亦很普及，且被彼国医家注意，作有系统的实验。Eoenigfield 地方，小儿疗养院内，Frieda Klimsch 小姐谓试验本品，治利，确实有效。近三年来德国的医生相率试用，均得伟效。Morc 氏于五十二个泄泻患的病儿中，施以苹果疗法，分别长幼，每天给以苹果七只至十二只，连续两天，已定抵病中体内所需的水分。Wolff 氏于一百五十病例中，均有良效。

据 Morc 氏谓苹果酱充塞肠内，绝无刺激，镇静肠蠕动，在肠内非但生一种器械的洗涤，同时亦为良好的吸收剂。Moro 氏相信苹果的功效，尚有内含的单宁酸收敛性，在肠表面生成一种护膜，保护内部，使不受化学的、细菌的及器械的刺激。Winckel 氏亦赞扬是说。Heisler 氏用林檎质奏同一功效，故彼谓苹果的功效，首在内含林檎酸 Malicacilp，次为器械洗涤作用，再次为单宁酸的作用。据海司来氏摩罗氏之例，用生果林檎干粉作粥食疗法，谓能吸收有害物质，使恶性便变为良性，对于肠炎及下痢奏效均确云云。总之，林檎（花红）苹果这两种水果，对于下痢泄泻之治疗功效，非但基于经验，且有许多器械的、生理的及化学的学理，故能立止蠕动过度，再彼足供给全身所需水分及养料，实已达治疗的要求。

（二十二）木香治腹痛泻利及类似霍乱之吐下

腹痛吐利等症，多半是急性胃肠炎。因饮食失宜所致，如饮食过多致胃不能消化，或食物不相宜，致刺激胃黏膜，并停积变腐，或因暑天误食将腐之食物，致引起急性消化不良，于是恶心嗳气，腹胀郁闷不舒。先呕吐，继起发酵性腹泻，腹绞痛，全身发热，泻下粪液甚臭秽，且含未消化之物。在小儿则下乳块，上吐下泻，昧者以为霍乱，实非是。用木香根磨细粉，温水冲服一钱，日三次效。

橘泉按：木香为菊科植物之根，用为健胃发汗收敛药。其成分为树脂、挥发油及类于樟脑之喜兰林 Heleenin，类于糖质之衣纳林 Tnnlin，气香，味苦，为健胃之良药。《本草纲目》陶弘景注：谓木香可制蛀虫丸，能免虫蛀，所以能免虫蛀之理，并未述及。窃以谓其成分既含有类于樟脑之喜兰林 Helenin，此质实有防腐杀菌之功用。又德国化学家某氏，尝在木香根中提出一种防腐药，防腐之力极大，盖此质既有防腐消毒之性，则对于上列病证，故甚合理也。

（二十三）阿胶内服止大量流血

如吐血，鼻衄及妇女经漏，血崩（子宫出血），血友病（容易流血者）等，民间常用阿胶（驴皮胶）三四钱，或六七钱，炖烊内服，可止血。

考：人体血液中含有一种胶质，使体内流动之血液遇创伤，或因其他原因而出血时，易于凝固，不致尽任放流，此造化生人生理上自然之妙用也。倘其人因某种关系而血中缺乏胶质时，容易引起流血（血友病），或受其他原因而大量流血时，合理的疗法，须增加血中胶质，使易凝固，不致多量损失。新医治法，有注白阿胶以止血，而在乡僻之处不及医治时，服阿胶亦颇合理。然不但阿胶，其他如鱼胶、鹿角胶、龟板胶、白及胶等，均可应用，惟须取其清洁纯净，则不致有碍消化。

（二十四）斑蝥膏药贴于第三脊椎骨愈疟疾

疟发顽固不愈时，用斑蝥一只研成细末，置中国膏药中，贴项下脊椎第三骨间，吊起水泡，轻轻揭下膏药，疟即自愈，此民间屡试屡验之单方也。但虽有效而初不明其所以然之理。

橘按：斑蝥有引赤发泡吊炎之性，故接触于皮肤，当然能起泡，而吊起浆泡，疟即自止。其理殊深赜，盖疟疾之病原，系属茅胞虫侵入血球繁殖分裂所致。直接的治疗，当杀灭疟原虫，今以外治方法，既非杀灭原虫疟能自止，则当系吊炎发泡之际，引起血清，激起抗病中枢，产生抗疟毒素，即鼓起生理自然机能自行扑灭病原之故也。此与自身血清注射治疗海洛因习惯性中毒之理相同，著者此论果确，则将来血清学进步，利用人类自身抗毒原素，则无论何病均得治疗，还望医药学家注意及之，并希进而指教之为幸。

（二十五）常山治疟疾

疟疾之病原，系一种原虫，由蚊类传染，寄生于人类赤血球中。现已考查确定有三种：1. 24小时成熟者致普通夏秋疟；2. 48小时成熟者致间日疟；3. 72小时成熟者致三日疟。自幼虫在此血球而转侵入他血球时，系依其时间发育、分裂，而显寒战、发高热、出汗涣散，经一定一程序而始瘥。其幼虫再繁殖再分裂而再转侵其他赤血球则依时再发，如是循环往复，往往致脾脏肿大，贫血虚脱。而恶性夏秋疟，且易致昏迷谵妄，甚或因而致命。金鸡纳霜虽为尽人所知之疟疾特效药，但其原料来自外国，且近年价格巨贵，民间财力不足者不易得。我国产药植物中有常山焉，用以治疟，每服四五钱至七八钱，煎汤服，一日分服二三次，价廉而效颇确也。

橘按：本品为芸香科之蜀漆其根，谓之常山。根与叶均具治疟之效，其成分内含"秘鲁培林"Perberin·$C_{20}H_{17}NOn$，与黄连之成分相同，为退热、健胃、杀虫药，用于间歇热有特效。近贤郭君受天，曾在军队中实验，谓于欧洲战争时，外货来源缺少，军医院中乃以常山一味制成酊剂，令患者日服三次，多获奇效，故数年来每遇疟疾，毫不感奎宁之必要云。潮安许小士氏，亦有临床实多例，于成年患者无其他合并症时，予以常山三钱，令煎作茶饮，均见著效。著者常以本品制成浓煎，给予本病患者，屡著显效。曾以此方介绍知友南浔同仁医院院长许持平医师，据渠函告谓诧为神效。并谓奎宁治疟，疟愈后若非继续连服，每致复发，而本品服已，疟止后不见复发，尤为神奇云云。国内药学家及化学家如能注意研究，提出其有效成分，以成精品，或制为注射剂，定可为中国药学上开一新纪元耳。

（二十六）白芥子研如泥外敷为吊炎治痛药

如风湿骨痛、闪筋剉骨、关节神经痛、喉痛、牙痛、胃痛、肚痛等，按定其部位，以芥子泥调于鸡蛋清内，摊纱布上，贴痛处之外部皮肤，以引炎外出，如皮肤发红热，即撤去，否则起水泡，异常激痛，若久敷则能变腐皮肤，盖本品系用为外惹内效也。

橘泉按：本品为十字花科芥菜之种子。其味辛辣，化学成分除脂肪外，含有"蜜伦酸加里"Myrouatsot Potash、"密洛辛"Myrosin，此密伦酸加里，受密洛辛之酵发作用，化生芥子油 C_4H_5SN，芥子油为无色或淡黄色之液体，日久则变为黄褐色。

芥子有苛烈烧灼之味，有能使皮肤发泡之性，其挥发性与芥子油相同。芥末之功用，能作催吐剂行气，又能引炎外出，诱导止痛，用途颇广。伤风咳嗽，可用热水一桶加入芥末二三调羹，洗擦腿足，内服少量，胃部觉温暖，可促进消化，多服之，则为呕吐药。

（二十七）五倍子止出血

凡鼻出血、牙龈出血及跌破出血、刀伤等出血不止时，用五倍子研细粉，和入白矾粉等分，或糁，或用湿棉花蘸药末塞之、盖之，效用极大，且无流弊。

橘按：五倍子系产于盐肤木之叶上，乃一种蚜虫类刺食而生之囊状赘生物，形似果实而并非植物果实也。本品为制造"单宁酸"之原材，每百分中约含单宁酸 Tannio Acid 七十分。功能将破坏处之微血管收缩，则血液之流出即为所阻，此极浅之医理，尽人可解。况白矾更能灭菌防腐，使各种微生物不致侵入伤口，但此药制成后，须入瓷瓶，严密收贮，不致掺入尘灰为要。每见流俗于外伤出血匆迫之间，恒用香灰或门角间之尘埃敷之，图止其出血殊不知此种方法，极为危险。盖尘灰中每含微菌，创口必肿，溃烂恒至数月不愈。若沾入败伤风菌，则生命亦很危险耳。

（二十八）樟脑酒搽擦风湿骨痛及跌伤皮肤青肿并冻疮未溃及各种神经痛

用精制樟脑一分、酒精四分溶化，或用樟脑一分溶化于麻油五分中，亦可，因本品有活血散肿定痛之功耳。

橘按：樟脑为我国所产，惜中药店所售之品，质粗色黄，杂质未净，旧药业不知改良精制，坐令良药废弃，不能利用，深可愤叹。盖是物在药学上应用极广，而工业上亦颇需要。在东西各国，以本品制剂，用为强心兴奋，为内外儿妇各种急救之要药。因其有防腐、制酵、杀菌、兴奋、回苏诸作用，可用于各种虚脱症及解救麻醉药中毒，外用可为镇痛及畅利血行之剂。但精制品须向西药房购买，价贵数倍。民间欲图便利，可购有盖之铁锅，将粗制樟脑五份，生石灰一份，和匀入锅，下以慢火炙之，则纯粹之樟脑升至锅盖，形似雪珠，屡扫屡增，如是可得纯粹樟脑若干，藏于玻瓶，以备应用。

（二十九）南瓜子驱除绦虫

绦虫，一名带虫。有数种，如有钩绦虫、无钩绦虫、阔节裂头虫……本虫寄生于人之小肠中，长至数尺，有至丈余者。分许多节，每节兼有雌雄生殖器，其产卵由粪便排出。幼虫之宿主为牛猪等畜类，人食其肉，则转居人之肠中，无论老幼壮年，均能患此寄生虫。此虫寄生于肠中或不致症状，且罕危险，一般所显之症状为干呕腹泻、贫血及腹饥等。惟对于妇人及脑弱者，显状或较剧烈，沉重之忧郁及惊厥、癫痫等亦有之。欲诊断此病，惟有显微镜验大便，以察其脱出之虫节。然本病德日等国较多，中国虽亦有而较少，惟北部邻近蒙古及西北利亚等处，时有发见，盖以喜食半生熟猪牛肉类者，易患之。

橘泉按：南瓜为葫芦科南瓜之果实，为暖地原产物，一年生蔓草。有卷须。夏月开黄色合瓣花，花后结巨大浆果，有种种形状，但多扁球圆形，表面有疣瘤，初绿色，熟后呈橙黄色，中藏多数扁椭圆形种

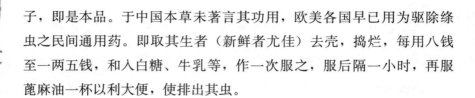

子，即是本品。于中国本草未著言其功用，欧美各国早已用为驱除绦虫之民间通用药。即取其生者（新鲜者尤佳）去壳，捣烂，每用八钱至一两五钱，和入白糖、牛乳等，作一次服之，服后隔一小时，再服蓖麻油一杯以利大便，使排出其虫。

（三十）西瓜大蒜煅灰治鼓胀

用大西瓜切去盖，剜出中心熟瓤三分之一，入大蒜瓣令满，仍以盖覆上，以竹扦插牢，外裹砻糠泥，厚约一寸许，置炭火上煅至干燥可研粉时去外泥，将瓜及蒜研成细粉，每服三五分，日服三次，开水化服，治水肿鼓胀极有效。

橘泉按：水肿及腹水，有因肾脏病而排尿障碍致病者，有因心脏疾患而循环障碍血郁致病者。前者为肾脏性水肿，后者为心脏性水肿。症状则遍身浮肿，腹大如瓮，多显小便不利，或显喘息，腹部静脉暴露，亦有肝脏病而静脉梗阻所致者。

考：西瓜为葫芦科西瓜之浆果，为暑天供食之佳品。其果实对于营养上之成分，分析之：为水分 94.67％，糖分 4.77％，纤维 0.1％，灰分 0.2％，脂肪殊微。日本药学士吉本弥之曾以西瓜绞汁，成淡红色透明之液体，呈酸性，有甘味。比重 1.04％，水分 89.45％，越几斯分 8.34％，窒素总量 1.25％，脂肪 0.32％，林檎酸 0.18％，糖分（转化糖）4.27％，灰分 0.52％。更进而用化学试验法提取其中所含之有效成分，虽尚未得，然其具有显著之利尿功效，已尽人皆知。据吉本医学博士之说，则谓西瓜之糖分确有利尿之效。又据新泻医学专校木村氏之说，则谓西瓜含有少量盐类，于肾脏炎有特殊功效。又据实验医报载有松新氏谈话一则，题"黄疸之与西瓜"言黄疸之治法，用西瓜奏效极著，且在他药之上，但须除去其皮质，中存髓质可尽食之，尤有特效，若但饮绞汁则效力薄弱。黄疸患者，食西瓜后不但小便通利（一说：西瓜利尿之有效成分在瓜皮与肉瓤之间），即大便亦得通调。大抵尿量增加，自可减少胆汁素之含量，大便通调，自可除去胆汁之郁滞。

又按：大蒜，为百合科植物蒜之球根。味辛辣刺激而有不佳之荤臭，内含挥发性之含硫油及酷厉之大蒜油。用作利尿杀虫药，内服之其气窜透，迅达全身，有排泄、发汗、稀释、疏解之功，用于黏液性水肿，能逐停水留饮，并可作解凝药，以软化癌肿腺肿，且具有兴奋强心之力。于是知二物之治水臌，确为合理，故能显著明之功效也。但此药煅制法太粗劣，最好用特制坩埚，仿照日本之黑烧法煅制，则更佳。

（三十一）薄荷叶消散乳肿

妇人授乳期内，设乳腺闭塞，乳汁凝固，致乳房结肿，焮冲胀痛，往往因而化脓溃烂，中医旧名为乳吹。谓由乳儿吹气入于乳腺，致乳汁凝闭不下所致，又名乳痈。西医书称为化脓性乳腺炎。于红肿胀痛之初，用薄荷叶捣烂外敷，并用薄荷煎汤内服，能消散退肿。极有效。

橘泉按：薄荷为唇形科植物，乃中国之特产，系生于田野之宿根草。春季生苗，茎方形，高一二尺。叶卵形而尖，边缘有浅铣锯齿，对节生，采其新鲜之叶揉之有辛凉清快之香气，其主成分为挥发油及单宁少许。盖本品之效用极大，可制薄荷油及薄荷脑，有行气、祛风、通经、健胃、防腐、杀菌、镇痛、镇痉之功，医药上内服外用均其良效。如内服其煎汁，能宽心腹之胀满，散皮肤之烦热，具有发汗及通气之效，而善消乳汁。如乳妇用此内服外敷，则乳消失，小儿离乳时用之最佳。如制成巴布剂用之更便，制法：即用薄荷叶煎浓汁，加小麦粉煮成糊，热敷贴之。

（三十二）茜草根酒煎用于妇人作通经剂

妇人月经困难及非受孕而月经闭止者，用茜草根八钱，绍兴陈酒二杯，煎至一杯，一日分二次温饮，月经自通。此方著者亲验多次，极有应效。

橘泉按：茜草根系用其多年生之地下肥根，本品又可用为染红色之染料，其植物系蔓状，产于中国之陕西等处。春日抽茎，茎方中空，外有刺，刺向下，叶形卵圆，皆轮生。秋开白花，结果如球，色黑。根形如圆柱色红褐，久置空气中则色变深，味稍甘兼有苦味，嚼之则唾津染红。根之主成分为"阿里乍林"Aaliza in（$C_{14}H_8O_4$），与"勃尔幅林"Purpurin（$C_{11}H_8O_5H_2O$），阿里乍林与葡萄糖抱合之糖原质，谓之"鲁勃利台栗克酸"Rrberytheric acid $C_{28}H_{28}O_{14}$，因受发酵作用而生阿里乍林。本品有解凝利尿之效，故能刷净肝、脾、肾及子宫，主用为通经药，并治黄疸、水肿、跌打损伤及内创伤，用之有散瘀止痛之功。一说服此根后小便及妇人之乳汁均变红色，久服则骨亦变红，以此用于诸骨病，小儿佝偻病亦效，最好兼用橙皮糖浆和服，令其适口。如用于经闭，不但最有效验，而且性最平稳，不如他种通经药有攻击驱泄之害。并能止衄血、吐血、倒经（代偿性吐衄）等，诚经验之良方也。望国内医药学者注意及之，倘得制炼而成新药，定能蜚誉世界耳。

（三十三）烟草泡汤洗治皮肤痒疮

顽癣、干癣、奇痒之疮，恶毒臭秽，无名脓毒及疥疮湿疹痒甚者，用新鲜烟草叶捣烂，泡水洗净，杀虫祛秽，痛痒自止，干则自愈。

橘泉按：本品为茄科烟草之叶。原产于南美及印度诸岛，今则各国均植之，中国向产于福建，现今种者尤多，江浙亦有之。为一年生草本，茎高五六尺，叶阔而大，椭圆形，长约尺余。色黄绿，干则变赭褐色。嗅之有麻醉性，味苦。秋初放淡红紫色漏斗状之合瓣花，后结球形蒴果，中藏细种子，色淡褐，其主要成分一为"尼古丁"Nicotin。一为"烟草精"名"尼可却丁"Nicotiatin（又名烟草脑），其灰分中则含有"加里石灰""酸化里胃谟"等。但尼古丁性最猛毒，只需半滴至一滴，已足以杀一犬。其效用具麻醉、止痛、杀虫、解凝、祛秽之功，善能定痛、制痒，为皮肤病之特效药。泡水外洗，甚为合理之方法也。

（三十四）使君子肉治小儿虫积

小儿腹胀，有时腹痛及消化不良，且时觉饥饿，大便或秘结，或泄泻，或烦躁不能安睡而现贫血面黄，或喜食茶叶及生米或炭土等，此其肠中必有寄生虫，如蛔虫、蛲虫、钩虫等，若用使君子肉五六枚（去壳取仁），研细，空腹时用白糖冲化服之。每日服二次，服后稍用通便药如蓖麻油或麻仁丸四钱，其虫自下，极验。

橘泉按：使君子系一种蔓状木本植物之果实，产广东、四川、福建等处。其果类栀子，嫩时半黄色，老则紫黑色。其中之仁如榧子，色味如栗子，久则油黑不可用。相传有郭使君者，恒用此物疗治小儿虫病以著名，故号为使君子。盖本品杀虫之功最著，为小儿一切虫积之特效药。李时珍曰："凡杀虫药味皆辛苦而虫知避忌，独使君子肉味甘。"故虫易着毒，而奏驱虫之效尤著也。然则本品确属效宏而价廉，如果我国药学界以化学方法提取其有效之成分，制成疳积糖，则其受人欢迎，定必不在宝塔糖山、道年药锭等之下耳。

（三十五）胡芦巴治疝瘕腹痛

腹部疝痛，发作时或一日半日即止，或延五至十日不定，或忽作忽止，触之有形如物梗阻，肛门或急迫，大便或下黏涎，或秘结。腹痛部分时或扩张，有时抚摩之较可，有时手触之即痛甚，在旧说称谓疝瘕。盖均属肠之杂病也，不外大肠炎、大肠扩张、憩室炎等。用胡芦巴三钱，煎取黏液浓汁，和入砂糖，分二次服。再以本品浓煎，乘热浸纱布，折七八层厚，热掩腹部，有止痛散结疏滞之功。

橘泉按：本品为豆科植物之种子。荚长四五寸，中藏种子十至二十粒，作斜方形，色黄，长二分许，厚一分许。子皮极薄，有皱襞，质坚。肉仁微带油气，有峻炸之臭，味苦，其成分为黏液质百分之二十八，脂肪油百分之六，余则为挥发油、苦味质、单宁、黄色素等。

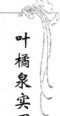

用为滋养缓和药，有温暖、疏解、消散、止痛、缓和、化软、破气、驱风诸功，内服入肠能缓和酷厉液，滑利肠内容物，通大便，弛挛急，止痛，外掩则能消散、解凝、温暖血运、疏风驱寒湿，有利血脉之效耳。

（三十六）硼砂治小儿鹅口疮

乳儿口腔内遍生白点及糜烂，甚则吮乳不便，俗名鹅口疮。实即寄生性口炎，致病之原，系一种名"白色酿母菌"。凡口腔黏膜无病，则不患此菌；如口不洁净，食物屑之酿成酸，或患口卡他者，均易引起此菌之繁殖。此病不仅小儿患之，即成人当热病之末期亦皆患之。患甚者每能延至颊唇及硬腭，更累及腭扁桃及咽，危重者全颊黏膜均被灰白色膜所遮，甚或蔓延入食管、胃及盲肠。凡疗治此病，必须拭洗口腔，令其洁净。用百分之五硼砂水洗拭口腔，再以硼砂研细一份、蜂蜜八份、甘油二份，调和之，时时涂擦口内，有效。

橘泉按：硼砂为防腐消毒药，且对于人体为最无害之杀菌制酵剂，实最有力之清净药也。微有收敛性，能去皮肤及黏膜面之污秽，又能利小便、通经、清凉止嗽、治喉痹，一切口齿诸病，盖口腔糜腐诸病均有微菌在内，以本品之杀菌制腐消毒，所以治其病原菌也。

（三十七）鸡蛋壳焙燥研粉治胃痛

胃痛俗演胃气痛，多年是胃炎。慢性胃炎之痛，时发时止，或轻或重。其痛在胸骨之下，或嗳气，食后消化不良，或呕吐酸涩。是时胃之黏膜及胃腺主质及间质俱发炎，分泌黏液，名谓黏液性胃炎。此病若投予生鸡蛋壳，每次用二三具，焙燥研细末，开水送吞极效。（见《陈日华经验方》）

橘泉按：鸡蛋壳，即母鸡所生之蛋，敲破放去蛋白及黄，再撕去里面之衣膜，而研细应用。本品之成分，为纯粹之有机钙，虽尚含少量之胶质，焙燥后只呈石灰质之作用。盖石灰质本为灭酸药，钙盐对于局部的作用，能制止血管出血，并能消散炎症，缓解渗出及分泌。故入胃后可中和胃酸，消退胃炎，减退黏液之分泌，为平胃止吐，制酸镇痛等理想的良药也。

（三十八）苦参子治赤痢

赤痢有 2 种：一为杆菌痢，一为阿米巴痢。阿米巴痢则痢下红白相杂，而势较缓；杆菌痢则所下纯血，而势颇峻。此在病原细菌虽不同，而其为肠黏膜病灶充血发炎则一也。症状则腰绞痛，下痢后重逼迫而不畅，频频登厕，一日数回至数十回。急性病则有性命之险，慢性则有缠绵反复之累。用苦参子研细粉一分，放入胶囊中（或用龙眼肉包），一次吞下，或苦参研细粉，每用五分至一钱，作一次开水送下，连服数次，极有效。（本品味极苦而子更苦，故须用胶囊或他物包裹送下为妥）

橘泉按：本品属豆科植物之根。秋季结荚实，中有似小豆之种子，根与子均作药用。其味极苦，而子更苦，功效相仿，子较力胜。据日本长井长义研究，谓内含之植物盐基名"玛笃林"Matrin $C_{15}H_{24}N_2O$，为有力之健胃消炎杀虫灭菌药，用于赤痢殊合理也。

（三十九）益母草之用于产后收缩子宫排瘀生新

崩漏，或产后腰痛，瘀血不下，或胞衣不下，或流血太多等，均可用益母草煎剂，或益母膏，有特效而无流弊。此为中国数千年相传，广被民间应用之单方也。

用量：益母草三钱至五钱，作煎剂服，一日量。

益母膏六分至一两，开水化服，一次量。

茺蔚子（益母草子）二钱至四钱，一日量，煎服。

橘泉按：益母草为唇形科之 Leonurus Sibiricus L 也。茎方形，高四五尺，叶对生于节间，有三深裂，各片又有深缺刻，夏季于叶腋间环生淡紫色之小唇形花，一花结四子，名茺蔚子。其茎叶花实均可供药用，中国各处均产。《神农本草经》列为上品，因其对于胎前产后，妇人诸病，推为妙药，而颇被赏用，所以有"益母"之名也。据日本久保田氏暨中岛氏等之研究，谓"本品主子实，主用于通经，子宫收缩镇静变质解热等诸目的。而叶茎根花，用作收敛消炎利尿泻下解毒剂而使用之"。并实验得本品之植物盐基中，分析出一种单斜晶三菱形结晶，名之谓 Leonurin，但此物不过原料之 0.05％内外。将 Leonurin 注射于动物，见其血压有一时的下降，但数分钟内即恢复，且在下降时心脏之搏动不见减少，可知其与迷走神经中枢无关，而对迷走神经末稍有刺激作用，对于心脏并不现明显的毒性，对于血管著生收缩，对于子宫增加其紧张性，而收缩子宫运动之速度亦著增加。将试验液注射于动物静脉，以观察其尿量之变化，则注射后数分钟，其尿量即增加至二倍乃至三倍，且其作用富有持续性。采取家兔之脱纤血，作百分之五之血球液，以检试溶血作用，凡二百度稀释度，能证明有完全之溶血作用。又谓益母草中含有多量之无机盐类，当临床应用时，此种盐类须发生一定之作用，固不俟言。而此次新分离所得之植物盐基，对于身体，亦必能发生种种作用，亦可推而知之也。且素来以益母草用于通经、子宫收缩、镇静、变质、解热等目的，其药理之一部分，亦得以 Leonurin 之作用以解说之。故 Leonurin 可谓益母草中之一"有效成分云云"。于是我国数千年相传而广被应用于妇产科上之益母草，现在可由新的药理作用以达议论药效之域矣。然当临床应用之时，本品是否只限以上之功效，而有无其他特效之发现，尚待学者之研究进步耳。

（四十）羊肝治夜盲补虚明目

白羊肝一具，熟地黄二两，同捣为丸如梧子大，每服四十丸，食后服，治鸡盲眼。每入晚则目昏不见，昼日则目光淡白，盖肝开窍于目，肝肾两虚，则五脏六腑之精气不能上注于目，于是目暗无光，羊肝、熟地补肝肾，故有效云云（见《眼科大全》）。

橘泉按：所谓鸡盲、夜盲及目光衰弱等，非一独立之病，实营养缺乏。体力衰弱，或病后及老人小儿等，因食物营养上缺乏一种特别要素"维生素 A"，于是抵抗疾病主力减退，而易患萎黄贫血，并发生角膜软化、结膜干燥等病。此所谓夜盲、鸡盲者，可谓维生素 A 缺乏症也。

考："维生素 A"缺乏所引起之病，并不限于眼疾，全身的新陈代谢都有障碍的可能，且能发生血液的制造障碍，引起贫血。

自然界中的一切"维生素 A"，其来源均由绿色植物，动物由绿色植物食品中摄取维生素 A 后，能贮藏于体脂肪及内脏，"肝"为其大本营。鳖鱼赖维生素 A 极丰富的一种渺小海动物为食料，故其存贮维生素 A 之肝，最有裨益于人体，市上所售之鱼肝油，含有此特别要素也。

其次草食动物之羊的肝脏，含本品亦丰富。故新鲜的羊肝，对于维生素 A 缺乏症，如眼病鸡盲、角膜软化、结膜干燥，以及营养不足之贫血萎黄，全身的新陈代谢障碍，疾病的抵抗力减退等，均有特效。羊肝丸之所以能治夜盲，明目补虚，实非补肝补肾，乃增加营养，补充体内所缺乏的维生素，用以治因维生素缺乏而引起的目疾和衰弱，确属合理。古人经验得来的单方，诚不可轻视，尽有暗合于最新之学理者也。

（四十一）新棉花与韭菜等救吞金

因自杀，或偶然不慎及小儿无知而误吞异物，如金属石质等坚硬不能消化之物，或质重沉滞，或尖利多角，致被梗阻胃底，穿破胃肠及酿毒，有致丧生命之危险，急救之法。

1. 用韭菜长叶勿切断，煮熟，多多吃下。数小时或日后，韭菜自会裹住异物而下。（见《验方新编》）

2. 新棉花撕极碎，搅入生鸡蛋清内，多多灌下，则棉花裹住异物，从大便而下。（见《医宗金鉴》）

橘泉按：以上两方，均极合理。盖韭菜叶内颇多坚韧之植物纤维，不易消化，故确有相当功效。棉花最好用消毒之脱脂棉（药房中有售），因其木质纤维颇韧，不易消化，以鸡蛋清拌和吞入胃中，初则凝固，继则蛋白消化，而棉花纤维缠绕于异物而出。此可用实物试验，将棉花撕极碎，搅入蛋清液内，混合置玻璃杯中，然后投以金属或石木等多角形异物，用箸搅之。少顷，再以镊子将棉花提出，则能见各物皆卷于棉絮之中，而棉花自缠成一团矣。且棉花附着于异物之上，往往使该物尖锐之处团成光滑之形。由此推知其有助于排泄，而能减少肠创伤之危险也。

（四十二）山栀子治衄血

鼻黏膜因充血而破裂，引起大量流血，名鼻衄。胃黏膜因充血破裂而起大量吐血，名吐衄（即胃出血）。来势甚者，往往盈盂盈盆，势不可遏，常有伴起骤然贫血衰脱之危险。当血热沸腾，暴如潮涌之际，对症处治，宜急止其血。有一方用山栀子一两煎汤频服，若鼻衄则一面内服、一面用山栀炭研细粉，吹入鼻孔，此为屡经屡验的有效单方也。

按：山栀为茜草科常绿灌木之果实。色黄，长椭圆形，有棱如皱襞，可作黄色染料。其味殊苦，略带芳香性。其成分内含"鲁比根鲁儿酸"Rubechlor Saure（$C_{24}H_8O_9$），为清凉药，有清血消炎解毒之功。主治胃中热、胸中烦、目赤等上部充血诸病，清胃肠、利小便，兼治血淋血痢，所谓泻三焦之火者，实即清凉消炎退热，以制止血液循环之兴奋也。故心脏衰弱者禁忌之，而专用于"兴奋过度"之所谓"血热"的实际，殊合理也。

（四十三）大枫子之对于麻风

麻风，一名癞，俗名大麻风，为一极传染病。初起皮肤若发红斑，继则渐觉患处麻木不仁，无汗，有时皮中若蚁行。手足股肘颜面等处显斑肿最早，躯干则缓，甚则麻木处感觉全失，虽焚灼之亦不觉痛，病处之肌受累，皮之一大部发凸，颜面成狮子面，上睑下垂，下睑外翻，眉毛尽脱落。但麻风病之进行虽缓，往往一病八九年，且有延至一二十年，然预后均不良，鲜见痊愈者。本病之病原，系一种杆形细菌，名麻风杆菌 Bacillus leprae。传染本病后，往往无特效疗法，除严守卫生法，并隔离以防传染外，中西各国医者，均认为棘手难医之大患也。

大枫子为我国南部诸岛所产之大枫树之子核。大枫果为大如橙果之球圆形果，外壳硬固，作木质状，被有须毛。果皮内有多数子核，作扁平之不正椭圆形，大寸许，中藏有油状富蛋白质之子芽，其脂油谓之大枫子油。本品之功效，我国数千年前已咸认为有杀虫劫毒之作用，为治癞疥疮癣之要药。广被民间应用，以治麻风，如癞病丸（大枫子二两，大黄一两，枯矾三两，研为末、为丸，每服三钱）等是也。

考：近世医学亦认大枫子油为本病之效药。菲律宾群岛卫生总监海色氏 HeIser，新近发明一麻风治法：用大枫子油 60mL，樟脑油 60mL，零锁辛 4g，调和在热水之蒸汽上消溶，滤过，注射于肌肉。第一次用 1mL，间一星期继续注射一次，每次之剂量逐渐增加，以达容药量之点为度。至于病人之究竟能容药量若干，人各不同，有时注射之剂量宜减，而间期须减短，此治法功效甚佳。虽此剂尚未认麻风专治品，然其有佳效，亦无可疑义矣。又罗追氏 Rogers 则推荐大枫子酸钠液皮下注射法，此液每 mL 含大枫子酸钠二厘，每次注射之剂量由二厘至四厘。此外另有一较佳之法，用此溶液注射静脉，第一次注射十分之一厘，此后每次增加十分之一厘，以增至每次注射五分之四厘为度，每星期注射两次。又法，用大枫子二烷盐 1mL，注射于肌肉，渐加至 6mL，其内服用大枫子油日服三次，每次二至十滴，渐增，惯时可加至四十滴。外用则以大枫子油调豆油茶油等为擦药，多用则亦略有功效（以上摘自欧氏内科学）。

麻风为顽恶传染病，无论中西皆有之。西印度岛墨西哥等地，几成为地方病。菲律宾群岛人口六百余万，患麻风者竟达二千三百余人。

印度不下十万人，中国亦极广衍，岭南患此者尤多，北方较少。本病传染蔓延几遍于世界，欲保地方之免此疾者，惟有隔离方法，禁绝患者之往来。至已罹本病之患者，除严守卫生方法，如居室衣服身体之清洁，饮食宜择富于滋养品，多吸新鲜空气，多作日光浴等之外，对药物疗法，则惟大枫子一物，可谓最合理而较有效的方剂也。

（四十四）槟榔子用于痢疾及驱除寄生虫

痢疾，或肠卡他，下痢腹痛，里急后重及因寄生虫而引起，之腹痛膨胀或下利等，用槟榔三钱至四钱，煎服，为最理想的有效治疗剂也。

橘泉按：槟榔为产于热带地之棕榈科槟榔树所结的子实。卵圆形，外面灰褐色，内坚实，有纹理。其味略甘而有收敛性，化学成分则含有"阿雷科林"Arecc lin（$C_8H_{13}NO_2$），与"倍雷替林"及类于"派鱼卞品"之植物碱。为消化剂之驱虫药，主用于家畜如犬等之驱虫剂，亦可用于人类，惟有刺激胃肠及引起便秘之副作用。如阿米巴痢及肠寄生蛔虫，或绦虫、十二指肠虫等，引起腹痛膝胀，或下痢。用本品之消化作用，以达驱虫之目的，最为合理。盖增进消化酵素，则肠内炎症自退，排除寄生虫类，则腹痛下利等症自愈。且其除消导作用之外，兼具收敛之功，故又能奏镇痛止痢之效也。

（四十五）当归主治月经痛

女子当青春腺成熟期之后，自有月经来潮。盖卵珠成熟，卵巢黄体刺激子宫壁黏膜，致起毛细血管充血，充血既足，则细血管破裂，宫壁黏膜剥离，瘀血与卵液混合流下，是为经水。卵球每月一成熟，放经水每月一来潮，因此演为月经。月经之主动力在卵巢黄体，黄体之刺激素太过或不足时，月经自必过多或过少而失调，子宫神经或血液凝挛，月经亦必困难而挛痛，在来潮之前或后，少腹及腰胯酸痛拘挛，经水色紫黑或淡红，经期或早或迟参错不齐，其原因不单在卵巢黄体，亦连及神经血液矣。斯时若用黄体制剂，不若用国产当归之为合理，而奏效更确耳。

按：当归为伞形 Ligus icum Acutilobum. S. et. Z. 之根，富含芳香性挥发油及蔗糖，为兴奋而兼营养性之神经痛及血液病的要药。自古以来，多用于妇人科，作通经调经引血归经之用，故有当归之名称。其对于月经痛、月经困难等，确有调节黄体、活泼血液、弛缓神经等之伟大功效，已为世界各国所公认。德国新药之"优美露"Eumenol，即本品之制剂也。

（四十六）无花果治痔肿痛

俗语云：十人九患痔。盖文人及女子，或因职业关系而多静坐，少运动，大便不按时排除，则肛旁静脉渐渐瘀血，久而成痔。如更受其他刺激而大便秘结，则发炎肿痛，溃烂流脓放血，每致坐立寝卧均不安。用无花果煎汤熏洗，或巴布，有排脓止痛之效。

考：无花果系桑科 Ficua Carica. L 之果实。随处有之，可以栽植于庭园，高丈余，叶为单叶，有裂缺三五，边缘有锯齿，有毛茸。树质粗糙，切伤之有白汁流出。花生于花托，花托作囊状，渐次膨胀，变成倒卵圆形之肉果，气候寒冷则其表面被有白色粉霜，有特异气味及佳良甘味。此果外部生时作绿色，熟则变紫褐或黄褐色，内部为紫色或红色，在未熟时渗出辛味乳液，及渐成熟，则渐减小，增加甘味，药用采成熟之果干燥之，此果又名一熟，以其果一月而成熟故名。昔误为无花而结果，故名无花果。本品内含葡萄糖、胶质、脂肪等，为最有力之缓和滋养药，其丰富之甘味黏液，能解酷厉毒，焮冲或疝痛，痔肿焮痛等。用本品作缓和剂，内服或外用均佳。如咽喉口中焮痛，可用其煎汤作漱剂，将鲜果实捣烂贴肿疡，有排脓止痛之功。巴布于痔疮，肿痛速消，如无鲜果则以干果煎汤熏洗痔疡，再研干果粉以麻油调敷，或以凡士林调作巴布剂，贴于溃疡处，有清凉排毒消炎退肿止痛之殊效。又本品未熟之果，味颇辛涩，含有酷厉之乳状汁，用以摩擦赘疣、鱼目等，屡能消散，或用其汁和猪脂擦痔核，亦皆有效。

（四十七）山药治糖尿病

糖尿病，中国医书称为消渴病。其症状口渴，饮多量之水，并排泄多量之尿，善饥饿，多食而消瘦甚速，腰痛，舌常红干而发光，口涎甚少，皮肤干涩而发痒，外生殖器亦发痒，体温较低而脉搏常速，尿中含葡萄糖甚多。其致病之原因虽甚多，然大抵不外新陈代谢障碍，糖分过多，胰腺之内分泌失职，肝之贮糖功能紊乱等而起。

考：山药为山野自生之薯蓣科宿根蔓草。其根肥大而长，外皮赤褐色，内白色，可煮食，味美，质滑泽细腻，为最佳之滋养强壮药。《神农本草经》谓：主治伤中，补虚赢，除寒热邪气，补中益气力，长肌肉。《名医别录》谓：下气，止腰痛，补虚劳赢瘦，润皮毛，固肠胃止下利，渗湿健脾，益肾。小便频数者，宜与茯苓等分服，遗精盗汗用山药调鸡子清服。据古来经验以推论本品，对于糖尿病之有特殊功效者，当不外营养身体，整复代谢机能之作用也。

（四十八）轻粉之驱梅毒

中国医学之应用轻粉于梅毒（杨梅疮毒），自古以来亦熟知之矣。前人因不明其成分，且见投本品于患者，每每发生龈腭糜烂流涎等现象，乃称之谓倒提之法，认药性之猛烈，实不尽然。兹者，经日本紫田承桂之精密检查，始知其成分为"亚氯化汞"，与甘汞完全相同，此物为结晶性之疏松粉末，分量极轻，故名轻粉。但本品之制造有精粗之别，中国药店中出售之物，恐不免有杂质及猛汞搀入。医用须选取精纯之品（药房出品）较为稳妥。本品之医治效用，主要在驱梅及下剂。缓下则觉腹痛，不如甘汞之无痛，驱梅则甘汞远不及本品之擅胜场也。如下疳梅疮、关节毒、神经毒，或脑梅毒，诸恶毒，疳疮，梅毒痼疾，用轻粉0.02瓦，和入白糖半瓦，投予，或和生甘草及其他对症药物为丸投予；如外部溃疡，再以轻粉一分，豚脂八分，调摊贴；如患者齿龈微现红肿，则暂停数日，频进滋养物及一般的对症处置。据著者的实验，觉本品对于梅毒，大有殊功。盖梅毒之主用汞剂，不论古今中西，已趋一致。价廉物美之轻粉，如利用得法，竟可起痼废之沉疴，诚大有一试之价值也。

（四十九）白芷治头痛

头痛之种类甚多，原因不一。伤风感冒而头痛者，宜发汗解表；其他因热病而起充血头痛者，目珠必有赤脉红筋，宜清导其热，平降血之上冲；如头病时作时止，纠缠不愈或偏于左或偏于右，或因烦恼及其他之感触则头痛辄作，此病往往起因于用脑过度，或心境不泰所致，名为神经性头痛，中医旧说叫做肝阳。用白芷一钱开水泡服，或乘热熏蒸头痛部分，有殊效。

考：白芷为伞形科植物之根。质柔软，色白香气甚浓，味甘而带辛。其成分富含挥发油及树脂、淀粉、鞣酸、糖分，功效与西洋产之"安杰利加根"完全相同，为镇痉镇痛药，专用于神经痛、头风、脑梅毒、偏头痛等，有镇静镇痛镇痉之功也。

（五十）熊胆镇惊消疳积

小儿腹胀，四肢瘦削，癥积疳癖，腹时痛，皮肤颜面贫血苍白，中医书称为疳积。大抵不外寄生虫，或食积成癥，消化不良，营养缺乏所致。有时发惊搐、目直、手抽、痉挛，俗名疳惊。用熊胆二至四厘（一日量），依年龄之重轻，以蒸馏水少许化开，去其残渣，配入甘草粉，或其他调味药中，令儿频服，有消疳定惊之功。

考：熊为食肉类之野兽，熊胆即取其胆囊干而用之，惟真者不多，价值昂贵，因而伪药亦多。试验之法，以熊胆粟米大许一粒，入水碗中，如一线引散者真，其入水即旋转如飞者尤佳；若引散旋转俱迟缓者，皆他兽胆也。本品为镇杀痉虫药，有补偿胆汁，健胃消化之力，

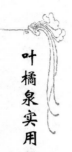

为小儿科急救之要药，退热定惊，消疳虫之积及癥瘕、疥癣，治惊痫狂癫，化痰，并治目赤，有消痰清血明目等作用也。

（五十一）决明子治眼病明目消翳

眼病昏花、结膜干燥、白珠角膜现充血，甚则起翳生障，其病理之原因虽一言不能尽。而中医古籍，大抵以眼属之肝脏。种种眼病，不外以肝病所司，如色淡无痛而视力昏糊者谓肝虚，色赤热痛翳障遮蒙者谓肝火，所以治目不离乎治肝。考诸近世学理维生素 A 缺少者，易病目，盖本品（维生素 A）乃抗目疾之要素。"维生素 A"之来源，虽取自植物，其摄入于体内，贮藏之大本营则在于肝脏。肝之与目之因缘，要亦不乎"维生素 A"之间接的关系也。

决明子为豆科植物，马蹄决明之荚实中的种子。荚状如细小之豇豆，中藏种子数十粒，色黄褐，质坚硬有光泽，形如小豆，一头尖斜。据日本下山药学博士之化验，谓其内含之有效成分为"依摩丁"$C_{14}H_{24}OH_3O_2(OH)_3$，与"偓利苏汛"相类。内服能治肝脏疾患，外用可治蝮蛇咬伤及毒虫刺伤，治一切眼病，白赤肿痛，猝生翳膜，或眼膜干涩、羞明、多睡、视物昏花及青盲。每日吞服一钱，久之夜见物光，加入于其他对症药中煎汤内服，医治一般目疾。据著者经验所知，确有相当功效。至其所以奏效之原理，窃以为不外促进肝脏供给"维生素 A"以抗眼病，进而求之则本品之植物种子，其亦富含"维生素 A"一亦未可知耳，容俟国内药化学家及实验家，注意及之。

（五十二）白及有效于肺痈吐血

肺痈，即肺脓肿与肺坏疽等之简称。其症状咳嗽痰多而恶臭，脓血杂出，有时连腐败之肺组织而出，咳嗽频频，口中干燥，胸膺之痛不一定，身体发轻热，呼气臭恶，为本病之主要证候。吐血有肺出血、胃出血之别，但以白及三至五钱，煎汁或磨细粉内服，连续频进，颇有效。

按：白及为山野自生兰科植物之球状根。其形上部肥大，下部狭小，往往为分歧形，呈黄白色，内含多量之黏液，为止血治疮药。应用于疮毒诸疡，能促肉芽之发生，且止疼痛。亦广用为止血剂，可代白阿胶，治疥癣、恶疮、败疽、死肌，有杀虫解毒、去腐生肌之功。其黏液涂面上，能消皯疱，涂手足皲裂，令肤滑泽。综其去腐生肌，止血解毒，杀虫诸作用，则本品对于肺痈吐血均能奏特效者，自有至理存于其间，盖非贪天然之功以为己功者之比也。

（五十三）荆芥穗之于产后发热有特效

产后身体虚弱，每易发热，如感冒寒凉，或精神刺激及乳腺作胀等，均能致发 40℃ 以上之高热；若更染有细菌浸入膣内（阴道）子宫等创伤部分，遂发最危险之产褥热及破伤风，呈剧烈之脑症状，往往虚脱，不能挽救。愿有室家之好者，对于产后发热，须及早注意之。如用荆芥穗五分至一钱五分，量病轻重煎服，有解热镇痉之殊功。

橘按：本品为山野自生或栽植园圃之一年生草本，属唇形花科 Nep. Japonica，Maxim 之花穗。气芳，香味如樟脑，内含挥发油与树脂等。其医治作用，有发汗解热、清血镇痉之功，为胎前产后及疮毒病家之有效良药。治头痛感冒、衄血吐血、产后发热、疱疮痛痒、金疮破伤风，产后痉病、抽搐、角弓反张等症，旧时称为风病要药，擅治产后中风，盖以其具有镇痉解热之作用，而有裨于产褥热之治疗故也。华佗用本品一味，微炒，一两为末，童便调服，每次三钱，以治产后中风，口噤瘈疭，名之曰"愈风散"亦以此故也。

（五十四）升麻之治咽痛口疮

凡急性传染性咽头蜂窝织炎、腭扁桃病、急性扁桃腺炎，患热病时所发之咽溃疡、咽痛、溃烂、口疮、溃烂性口炎、急性水泡性口炎、齿龈充血、流血肿痛等，一切口腔及咽喉因热病而发之炎肿糜腐证候，用升麻一或二钱，煎服，有消炎退肿止痛之效。

按：升麻为虎耳草科之地下茎。其形如老姜，色紫黑，肉带褐色，味苦而略带辛，为泄热解毒药，用于一切热毒咽痛及口疮诸病，如瘟疫瘴疠、寒热风肿、赤眼痘疮，消斑疹、恶疮、疫痢、痈疽，清胃热，解百毒，凉血，解热毒，与犀角之功用相近，所以代犀角之用，以治吐衄、丹毒赤斑等症。盖解咽喉肿痛，有清热、消炎、散肿、止痛、解毒等功效所致也。惟无热而脉沉细，自汗出者禁忌勿用。如脉浮大滑数，而热狂赤痛者，用之最佳。

（五十五）芦荟治小儿疳积

疳积，多患于小儿，其症腹大膨胀、四肢肌肉瘦削、全身现贫血、体力疲弱，虽频频知饥而欲食，食则膨胀，而肌肉反瘦削。有时腹痛，或呕吐，大便或秘结，或下利，原因大半由消化不良而起。寄生虫滋生于胃肠，肝胆往往同时患病。胆汁之输泄发生障碍，致肠管内容物积滞而现腹膨胀，胸腹静脉暴露青紫色。用芦荟1g（二分六厘四），分三次，为丸或配入其他对证药中，每日服二～三次，有健胃助消化，下虫积之功效。量病程轻重而酌量投予之，颇有效验。

按：芦荟为热带地方所产，百合科植物之叶。煎熬其所渗出之液汁，制成越几斯（流膏）质，后成为黑色固形块状物，有特别之臭气，味极苦，为驱虫及泻下药，并为苦味健胃及激胆之用，服后能兴起肠之蠕动，促进胃之消化、感动肝脏，激胆汁之输泄以排除肠内之积滞异物如寄生虫等。因此能通大便，且能诱起肛门及子宫等处充血，故又可作通经之用，而妊妇及有痔患者须禁忌之。对于疳积，因其有驱虫健胃、感肝激胆、消积泻下等作用，而甚为合理，又以热水溶化本品作灌肠剂，射水入肠，有驱除肠寄生虫及助泻之效。

（五十六）百部治咳嗽

肺病肺结核、百日咳、流行性感冒咳嗽等，肺气管支气管因受外界细菌侵入而起之咳嗽，顽固难治者，用百部三～四钱，煎汤服，颇有镇咳之效。

橘按：百部为多年生草本之根。形如天门冬，作黄色。内含一种植物盐基，名"霍德林"Hodorin $C_{19}H_{34}O_5N$，含量约 0.0126％。其毒性微弱，用为止咳及杀虫药，对于肺热咳嗽、痨瘵、传尸及蚘虫、蛲虫、疳积疥癣等病，具有特效，以其有杀虫灭菌，清肺镇咳之效故也。于此可知其对于一般细菌性咳嗽，确为合理的药物也。

（五十七）杜仲医治腰背痛

腰脊椎酸痛，不能久坐，或腰胯及腿膝痛，而举步痿弱无力，往往发现于劳力过度之体，中医称之曰肾虚。其实此等证，大都由于精血不足，腰脊神经失养，筋缓骨弱所致。用杜仲三～五钱（一日量），煎服，或焙燥研粉陈酒冲服，极有效。

按：杜仲为大戟科乔木杜仲树之树皮。以其皮横折断之，则从其折断处，见有细白如银色，而强韧若丝绵之纤维，不易切断。入药用须刮去外面暗褐色而粗糙之表皮，专用有韧纤维部之内皮。医治作用，专用为腰脊及足膝部分筋骨之强壮剂，有镇痛之功效，为治关节疼痛及脊柱弯曲、肌肉无力等之特效药。盖本品内含富有弹力强韧不断之胶状纤维，有强筋补骨之作用故也。

（五十八）生石膏之治肺炎、肋膜炎

急性热病，胸部或右或左刺痛，呼吸速而咳呛苦闷，痰出胶黏而色带铁锈，或带血色，鼻翼扇动者，是急性肺炎；或病状与前相仿，而痛在胁肋，咳呛时刺痛尤甚，渗出物之痰涎特多，病者往往一边侧卧者，为肋膜炎。皆由病灶发炎，渗出液所致。用生石膏五分～一钱（一回量），研极细粉，一日二三回冲水，吞下颇合理而且有效。

按：石膏为硫酸盐类之含水结晶石。色白，而有纤维状薄片状且有滑丝样之光泽，其主要成分为"含水硫酸钙"（$CaSO_4T_2H_2O$），而其中含硫酸 46.5％，钙 32.6％，水分 20.9％，为最有力之清凉解热

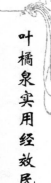

剂。用于罹感冒及热性传染病而起之高热、口渴、脉搏浮大者，作煎剂之配互，又有钙之作用。因本品为硫酸钙之含水结晶物，加以盐酸则溶解，故入胃遇胃酸，即能溶解而现钙之吸收作用，以制止炎症病灶之渗出物。其对于一切热性渗出性炎症，均能奏确切之效用也。

（五十九）石榴根皮驱除肠胃之寄生虫类

人类肠胃中之寄生虫，种类繁多，我们中国人最易患的如蛔虫、蛲虫、绦虫（有钩绦虫、无钩绦虫）、旋毛虫、钩虫及萧山地方特产之姜片虫等，不能备载。此项寄生虫病，最不易治，除俄国产之山道年及东海海滨所产之鹧鸪菜，为驱虫之特效药外，我国随处可得之石榴树根皮，亦可谓物美价廉之特效驱虫良药也。用本品二～四钱，煎服（一回量），或研细粉，为丸吞服，均可。

橘按：本品为落叶灌木安石榴树之根皮。色带灰黄，味苦而涩。其成分含有"配来推林"Pelleeierin $C_8H_{15}NO$，一名"普尼钦"Punicin，为一种植物盐基，无色或微黄，状如油，有麻醉性臭气。为寄生虫驱除药及收敛剂，用以驱除绦虫、寸白虫（即蛲虫）、蛔虫（即蛔虫）……用本品时，须将其外皮刮去，而用其内层。印度及日本医界，均赏用本品为驱虫剂，而《日本药局方》，则采用石榴根及干枝之皮，均作药用耳。

（六十）酸石榴果皮治肚泻止下血

肚泻，又名水泻。下泄溏水，而腹不痛，无后重下迫之困苦，肠鸣，或作糜粥样泻。如因腹部着寒而起，即有腹痛，亦无后重下坠逼迫之苦，系肠黏膜分泌过度所致。或肠出血下血特多等症，须应用收敛性止泻止血剂，可用酸石榴果皮二～三钱煎汤，作一回量，或焙燥研细用八分至一钱五分，以开水冲服，有止泻止血之效。

按：酸石榴果皮，须采用安石榴科之石榴果的皮，取其味极酸者，愈陈愈良。本品为鞣酸含量28%，护膜24%，越几斯2%，用作收敛及清凉药，治久下利、久泄泻，能涩肠，医崩漏带下、下血脱肛，有收敛止血止带固脱之功。能奏效于一切暴泻久利，或经数年百药不效者。用陈年酸石榴果皮焙研细粉，末饮调下，神妙无比。或用汽水煎滤去渣，内服，或灌肠均可；射洗阴道，可治带漏；漱喉，能疗咽喉生炎。佳品也。

（六十一）芍药治腹痛下痢

下痢腹部绞痛，阵阵发作，后重急迫，或少腹拘挛，利下不爽，所下黏液或血液，时时挛痛里急，病者困苦殊甚。用芍药三～四钱，煮服，有缓解绞痛、减轻下利之效。

考：芍药为多年生草本毛茛科芍药之纺锤状根。外面淡褐色，内白色如粉。其成分内含"安息香酸""淀粉""鞣酸""砂糖""挥发油""护膜"等，为痉挛性腹痛之特效药。有退热镇痉镇痛消炎防腐诸作用，对于肠黏膜，有收敛止血之功；于下腹筋挛痛，有扩张血管弛缓神经之作用，故兼治足膝拘急挛痛。其鞣酸之药理作用，对于黏膜分泌旺盛者，与黏液化合而生被膜，此被膜不独可以防止微菌之发育，且能保护炎症部分以免外来之刺激，况鞣酸又能杀菌，当细胞坏死之所产生之溶细胞酵素及发炎物质，鞣酸又能破坏之，故炎症可以速治也。其对于腹痛下痢及肠炎，殊合理的，而且有效果之药也。

（六十二）地榆止血崩、经漏、吐血、下血

妇人子宫出血、血崩、经漏，或产后子宫创伤流血过多，或血友病吐血、鼻衄及肠出血，膀胱及肾脏出血之尿血等，若失血过多，则速致极重之贫血，因而致命者，亦颇不少。速用地榆一两，酽醋半斤，瓷罐中煎取四两，去渣，分四次水冲服，极效。

按：地榆为蔷薇科属宿根草地榆之根。质柔软，外面带褐色，内部黄色，稍有苦味。为收敛性止血药，应用于吐血、衄血、下血、血崩、经漏、月经过多、产妇子宫流血，膀胱及肾脏出血之尿血，一切

出血性疾患。以本品有收敛作用，能使血管收缩，药与伤口相遇时，其血管口即缩而收闭，如触遇皮肤黏膜筋肉等，均能令其紧缩，其组织收缩，血管狭小，分泌减少，不但能阻止出血，且兼有止带止泻之功，并有制酵防腐之效。如下部出血，除经口的服用之外，可用汽水煎汁，滤清，作注射水灌洗之用，其效尤著。

（六十三）牡丹皮调月经疗痔疮

女人月经不调，泰半为神经及血道之病。如月经困难而经水色紫，或下腹部有硬块瘀血，月经不通，或血热而经期提前，发热，宫痛及痔疮肿痛等，煎牡丹根皮八钱～一两（一日量），频服，当有良效。

按：牡丹根皮简称丹皮，系落叶灌木毛茛科属牡丹之根皮。状如鹅管，外面暗褐色，内淡红色，或白色，味微苦而爽快。化学成分内含一种无色针状结晶物，名曰"魄奥挪儿"Paeonol（$C_9H_{10}O_3$），有一种固有芳香及辛味，其构造上与"一梅吉尔二养化阿塞笃费隆"Monomethylaixyacetophenon 相同，其外尚有"安息香酸"及"依苏郁列斯垤林"Isocholesterin 之脂肪酸、伊打。有清凉镇痛，消瘀血之作用，为月经不顺及痔疮血积胀痛之要药。破瘀血、通经脉、治诸痛衄血，血块腹痛，此盖其芳香性之有效成分，特作用于血管神经，而奏确实功效也。

（六十四）远志酒有祛痰之效

伤风感冒咳呛痰多而黏稠不易排出，或平素嗜酒多湿感受外寒，或沾染流行性呼吸器官炎性疾患咳呛痰黏不易咯出时，用远志酒每服5～10mL，日服三次，痰出自松。

远志酒之制法：用远志一份、烧酒八份，浸六至十天，间时摇动，滤去渣，绞榨，过淋纸，滤清待用。

按：远志为山野自生之常绿草。入药用其根，其成分与"摄涅瓦根"所含之"摄涅仁"Senegin 相同，但摄涅瓦根出现于药物学上之生药，至今日在欧美医界尚占枢要之位置，其对于健胃祛痰为必需之药品。远志为类于摄涅瓦根之生药，《日本药局方》采用外国之摄涅瓦根者，盖因远志之成分未详故也。汉药远志，专用作祛痰利尿药，其味苦而稍辟，能惹喉，令黏膜多分泌津液。如用大量则有催吐作用，刺激气道而发咳嗽，并增加黏涎分泌以助痰之排出，又能生口津、发汗、利小便，故用于炎性不烈之气管炎及肺炎痰咯不爽者，诚合理也。

（六十五）大黄浸水作健胃轻泻剂

大便艰难而秘结，舌上现黄白厚腻之苔，口渴，胸下痞闷不欲食，为消化不良，积滞于胃肠，或不大便而诱起齿龈肿痛及目赤肿痛等上部充血现象时，用生大黄二～三钱，温汽水一杯，浸 2 小时，温服，有健胃助消化之作用，缓泻而不伤肠胃，并有消退上部充血性炎症诸痛之良效。人皆以本品为峻急之泻药有将军之称，因而畏之如蛇蝎，不敢轻易应用。殊不知本品之水浸剂，不但能通便而不伤肠胃，且有健胃之功，为最妥善佳良之轻下剂也。

考：大黄为属于蓼科植物多年生宿根草之地下茎，为不正圆之球形根块。色黄而质颇坚硬，有芳香气，苦味，内含大黄鞣酸等，为植物性下剂，又有苦味质与鞣酸，故为最准确之苦味健胃缓下药。作浸剂之内服，不但不起峻泻，且鞣酸之作用能护肠黏膜。服后七至八小时来一次之粥状软便外，决不起持续之下利，故对于便秘发热及消化不良而引起之痞胀口渴，舌苔暨上部炎性充血诸疾患，最为合宜也。

（六十六）黄芪之补疮生肌长肉

虚弱之人，患慢性化脓性诸疮疡痈疽、疮顶塌陷、不能化脓，或溃裂后不易收口及痘疮不能灌浆起胀等症，其人不发高热，而脉搏迟弱，精神衰惫，现贫血衰弱弛缓之象者，用黄芪三～四钱煎服，最有补虚化脓，长肉收口之效。惟毒盛发热，脉数实者，忌不可用。

按：黄芪为豆科植物黄芪之地下茎，为黄白色而棉软之根状物。

味甘，折之柔韧如绵者为上品。为缓和强壮药，作虚弱性疮疡之主治品，能排脓止痛、营养、强心、利尿及促进慢性炎症渗出物之排除，扶助新细胞之生长，用于弛缓性大溃疡，有唤起其肉芽之发生，促进其愈合之机能。对于慢性化脓症，有鼓起细胞之活动力，而助脓浆之排除，而消炎镇痛，且本品毫无刺激性，为缓和之滋养药。惟对于急性热病及血压过高，兴奋过度，而脉搏洪大数实者，切勿误用。

（六十七）桑螵蛸治遗尿

儿童因全身虚弱及营养缺乏，夜间睡眠中遗尿于床褥之上，有在梦中遗溺，或无梦而不知不觉遗尿等，其人往往现贫血衰弱，或神经衰弱、精神呆钝、记忆力非常衰减，此皆由于遗传，或禀体衰弱，或大病虚弱不复，膀胱括约肌弛缓无力，神经感觉不敏所致。用桑螵蛸三～五钱，焙燥研细，陈好酒冲温饮，或煎浓温服，有良效。

按：桑螵蛸为昆虫类中之直翅类螳螂之卵块。秋日产卵于桑树上，经日则坚凝，形如旧纸之胶状块卵。长寸许，色黑褐，或黄褐，质颇轻虚，中疏，有各房，内藏无数细卵子。其成分富含蛋白胶质，为滋养强壮剂，治遗尿遗精之特效药。对梦遗滑精、生殖器勃起无力、阳痿早泄、小儿夜尿症及老人或病后衰弱之尿意频数等，有强壮生殖机能，固补输精管及输尿管之力，诚遗泄患者之良药也。

（六十八）羌活、独活治风湿痛

患者四肢关节及肌肉筋骨等处酸痛，举动不利、重著麻木，或遇天时阴雨则酸麻重痛更甚。如发急性则痛阵剧烈，或关节肿胀，而体温增高；慢性则感觉麻钝、酸楚。此病大都起因于遗传及饮酒，或嗜食肥甘，多坐少运动及忧郁精神受感，跌扑体受微伤，或露宿渍湿感寒等而起，名曰痛风，译音叫做"偻麻斯质"。用羌活、独活各三钱，煎服（一日量），颇效。

按：独活、羌活，乃一类二种之植物根，中国出者为独活，西羌出者为羌活，属伞形科植物之根。生鲜时呈白色，臭气甚烈，干则外皮灰黑色，内部淡黄色。质轻，有辛味。专用作镇静镇痛镇痉药，治头项身体四肢一切神经痛，疏利关节、搜剔筋骨，对于外感及新陈代谢障碍，尿酸留滞等，急慢性关节"偻麻质斯"，极有良效。

（六十九）柿蒂止呃忒

呃忒，又称呃逆。症状则喉头疼搐，呃呃连声，呼吸作暂时的障碍，食管亦暂时的气噎，此系横膈膜及胃神经痉挛所致。用柿子蒂二～三钱洗净，煎浓汤，乘温频频呷咽，有平胃止呃之效。

按：柿蒂为落叶乔木柿树所结果实之蒂。其果为浆果，生青色，熟则现红黄色，味甜。而蒂则作铁黑色，形扁方，味极苦。专用作呃忒主治剂，古方单用本品一味煎服，取其苦味激胃，以制止其痉挛。《济生方》加生姜、丁香，以助激胃降逆之力，如病人现衰弱之象而脉搏缓弱者，本品与太子参等量投予甚效。据著者临床之经验，效果殊确实。

（七十）白屈菜治胃癌

胃癌，系胃中生癌肿。胃部时痛，呕吐，或咽下困难，或痛处无定，在腹上部最多，在肩背腰胯等部亦有之。其痛如拉扯，或如焚，或如咬，饮食后痛每增重，按之更痛。病程大抵慢性，经过约一二年之久，预后都不良，除手术割除外，且无特效治法，惟用白屈菜作内服，差有相当价值，即用白屈菜三～五分，汽水煎汁，去渣，加入糖浆调味，以上为一日量，分二三次温服，连服二三星期，极有佳良效果。

按：白屈菜为山野自生之多年生草。高一二尺，茎作钝方形，有结节，叶柔软而互生，类似菊叶。表面黄绿色，里面青白色，有软毛，叶腋生梢，其上更生一二小梢，梢顶攒簇有梗之黄色四瓣花。果实为干果，裂开，属于罂粟科。药用采其先花时之叶茎阴干，其新鲜之叶茎，折之有不快臭气之黄色液流出，味苦辛，涂于皮肤则起焮冲而发泡。其有效成分为"塞列里笃宁"Chelidonine $C_{21}H_{17}NO_4$，此外尚含有"桑规那林"Sanquinarine $C_{20}H_{15}NO_4H_2O$，"塞里笃宁"Che lido-nine $C_{20}H_{16}NO_4H_2O$ 及黄色素等，但其主要成分则为"塞列里笃宁"。因其津液颇富腐蚀性，故用于乳嘴之腐蚀，内服以治肝脏病及黄疸，又为癌症之特效药。昔时日本文豪红叶山人病胃癌，苦无良药，栗本医学博士投以白屈菜越几斯而效，因之白屈菜之名喧传于日本。本品概产于欧洲及北美，中国亦间有产生。叶根俱用于下腹及门脉系统诸病，又用于肺结核，外用于蛇咬伤则可止痛，取本品之新鲜者用水浸之，除去浸出之叶绿素，将其煎浓蒸发之，成水制越几斯。在德国有出售，此物经欧美及日本诸医药学者多方实验，作种种详细之报告，咸认为癌症之特效药。欲知其详，请阅拙编"增纂国药新辞典"，盖本品未经中国药物诸书所采辑，鄙人曾搜辑于《增纂国药新辞典》，言之纂详耳。

（七十一）姜黄治血痹诸痛

癥瘕血块及产后瘀血不下凝块作痛、作胀，或跌打损伤瘀凝血阻，经络痹滞、血脉不通、肢臂痛等，用姜黄八分～一钱五分，研极细，浓酒炖热，冲服。

按：姜黄为姜科植物之地下茎。色黄褐，长圆或椭圆形，长约一寸许，微扁平，有如轮之突起或结节颇致密。内面作橙黄色，似郁金而略淡。味苦而有芳香气，咀之唾涎亦染黄色，其成分为挥发油、脂肪、黄色素等，黄色素名曰"克儿克明"，为行血通经药。旧说谓之理气破血，与郁金、莪术同功，本品理血中之气，莪术理气中之血，二者均治气血诸痛云云。实皆具有刺激神经之力，使血行兴奋，促进慢性局部炎性病灶之消散，而解除神经血管所受之障碍，以奏镇痛之功效也。

（七十二）甘松之治歇斯底里（脏躁）

歇斯底里，即神经病，中国医书称为脏躁。患此病者女子较多于男子，其症状：心跳、情感异常，无端自怨自艾，喜怒不常，有时惊惧惶惶然若有大难之将至，有时爱恶不定、感觉过敏。手指或显震颤，时发时止。重病则惊搐昏厥，突然僵硬如死，逾时复醒若羊癫疯者，轻则第不过情态稍异常人，而显有多疑猜忌之象耳。用甘松一～二钱，研细粉，开水冲温服，作一日量，服三四日即显有效果，或煎服，加糖浆调味亦可。

按：甘松为败酱科植物之地下茎。茎根稍屈曲，形如虾状，外部灰褐色，长三四寸，粗二三分许，故谓之虾状甘松。其有效成分为挥发油，油中含有"塞司葵铁鲁边"Sesquiterpen. $C_{15}H_{21}$，对于脑及脊髓有麻痹作用，过服则提神行气，呈耳鸣头疼等现状。适量投予，治歇斯底里及痴癫、羊癫疯，舞蹈病及各种神经病、脑筋不安、心跑腹痛等，以其有镇静镇痉之作用，故能呈良效也。

（七十三）䗪虫之治跌打损伤瘀血诸病

跌扑受伤，或斗殴打伤，不计内外瘀凝作痛及闪挫伤筋，筋骨诸处酸痛，脉络凝泣，一臂不能举动，或转侧不能，或皮肤青紫肿痛等。用䗪虫大者三五个，瓦上焙干研细粉，陈酒冲服，或用活的捣烂涂贴外伤处，有止血消肿定痛之功。

考：䗪虫一名地鳖虫，又名土鳖虫。产于人家灶下，或灰堆下松浮之土中，形似鳖之扁圆状昆虫，背多横纹，色灰褐，大小若二毫银圆，以刀断之若粘连而不分离则隔宿能结合。为跌打损伤瘀血凝泣之特效药，有镇痛化瘀续筋接骨之作用，内服须焙燥研细粉酒冲下，外用须取活虫捣烂掩贴。据著者经验，确为特效药也。

（七十四）瓦楞子粉治胃酸过多之慢性胃痛

慢性胃痛，往往食后不舒，嗳逆、吐酸水、胃部作痛，或轻或重，其痛大概弥漫而不严酷。消化不良，得嗳气则较松，早晨常呕吐，吐出物中含有胶性黏液，此为胃酸过多所致。是病经过缓慢，药物不易奏根治之功，且难免复发。常见患是症者，往往以瓦楞子壳煅灰，每服一二钱立可止痛，但初不解其理，兹考其成分，方始了然。

考：瓦楞子为蛤蛎类蛏子之壳，壳背有瓦楞样之纵沟，故名瓦楞子。其成分富含"碳酸钙""磷酸钙""硅土"等，盖碳酸钙（碳酸石灰）能中和盐酸，因胃中盐酸过多而患慢性胃痛者，用本品自是合理。又见患是病者服重碳酸曹达（小苏打）亦颇有止痛之效，盖亦因其善解酸汁及胃中黏液故也。服瓦楞子粉之见效，与此同其理致。由此以观，瓦楞子粉可代重碳酸曹达之用，可无疑义矣。惟本品煅灰研粉，须注意操作之清洁，研磨须细净为佳耳。

（七十五）苍耳草治麻风

麻风一症，号称难治。欧美医药学者，苦心研究，迄未见得奏效之良剂，而中国民间发现一极灵验之单方，即不值钱而到处皆有之"苍耳草"。在小暑节前采取，连枝带叶洗净清洁，加水煎成浓流膏，令患者每日冲服二瓢匙，连服半月至一月，即见奇效。曾经世界新闻社报告，谓有庞性存县长，至江北放赈，偶得之于衙役。该役先患麻风，眉毛已落，服苍耳膏得愈，已生子女数人，均皆完好。庞君乃极力宣传此方，又经淮安章舜卿发宏愿，采搜大批苍耳草煎制浓流膏，大批寄往广东，托友赠诸该处麻风患者试服，悉获奇效。有中山县翠微村杨某及澳门陈某等，均患本病十余年，手指亦已屈曲，服药无效，自服苍耳膏一樽，手指即能伸直。又一王某，曾入麻风病院医治无效，返家后面部红肿，不敢见人，服苍耳膏一樽，面部红肿即退，三樽居然痊愈。嗣后经许多慈善家制赠分送各地患者，据该社所报告的各地患者报告成绩，指不胜指，咸云有惊人的奇验，兹当从略。

考：苍耳草为原野自生之一年生的菊科植物。茎高四五尺，叶互生，为卵圆形，末端带尖。叶茎生有短毛，叶之边缘有缺刻及锯齿，叶有叶柄，颇如茄叶。夏日梢头及茎端俱开白而带绿色之小花，花后结实，长四分许，外面黄白色，两端稍尖，被以无数之刺，熟则刺愈坚刚，能着人之衣服，子为苍耳子，亦入药用，能治头痛及鼻病。枝叶茎味苦带辛，有小毒，为发汗镇痉药，善治风湿，上通脑顶、下走足膝、外达皮肤、内窜筋骨，主肢挛痹痛、疮疥肿毒、风痒风痹、大风疠毒。如遍身发痒，以本品作汤浴极佳。采根叶煎熬名"万应膏"，和汉三图会谓用以治一切痈疽发背、无头恶疮、肿毒疔疖等。五月五日采叶根，洗净晒萎，细剉煮烂，去渣，复以武火煮沸，文火熬稠，封贮瓷樽，每取贴敷疮疡极效，惟服本品须忌猪肉、马肉、米泔，犯之则遍身发赤丹云云。据此，则本品之对于麻风作内服剂，自有发汗驱风、排毒杀菌、清血变质诸作用，而确奏合理的治疗也。

（七十六）韭菜子治阳痿早泄

性神经衰弱，每因手淫过度而起。症状则阳痿遗精，其生殖器患易惹性，甚至见色漏精，交媾时自惧阳痿，而阳果不举，或勉强勃起，显异常之不适，未觉快感而精即先泄，颓然自衰。人若患此，乐趣索然，其精神上之苦闷，无逾于是。市上流行之"育亨宾""赐保命"等，读其广告说明，每谓能药到春回，而按之实际，不若不费分文之"韭菜子"功效确实，即用韭菜子四五钱煎浓（一次量），日服二三次，连服数日，即显应效。

按：韭菜为百合科葱属之多年生宿根草本，韭子系采其秋后所结之黑褐色三角形之小粒子也。本植物有特异之荤臭，子之成分含水87.7%、蛋白质2.7%、灰分0.9%、脂肪油0.2%、碳水化合物7.4%、纤维1.1%等，为兴奋性之强壮药，治阳痿遗精及尿利频数，疝痛及下利。其叶茎食之可保护体温，诚有益于营养之品也。

（七十七）茵陈蒿疗黄疸

黄疸之病理，不外乎肝胆。而肝脏之生理，专主制造胆汁及尿酸、糖质，又有消灭门静脉血液毒力之作用，而胆则主输泄胆汁于胰肠，共同营其消化之作用也。肝胆之机能不全，输胆管或有障碍，则胆汁不能畅输于肠胰，而反逆流入血，胆汁色素为血液所吸收，循环全身，遂致皮肤染黄色，眼球亦黄绿，即全身各脏器，各分泌排泄诸机能，都感染此黄色素。其最显著者，厥为尿液之如咖啡色汁，汗液亦带微黄色。症状则痞闷呕恶最常见，大便往往不畅快，上腹膨胀，食欲减退，有发高热而右腹部痛者，有因胆道癌肿，胆管内腔狭窄，其色素强度之增进，致现黄黑色者，《金匮》称为黑疸。本病颇难治愈，茵陈蒿为本病之特效药，每服用五～七钱，煎浓汁，作一日量，频服久服有良效。

按：茵陈蒿为菊科茵陈蒿之叶茎，系采集其细叶细茎阴干供药用。《神农本草经》云：主治熟结黄疸。《名医别录》谓：主通身发黄，小便不利。据日本猪子吉人氏实验，以茵陈越几斯注射于家犬的静脉内，在三时半中，犬之胆汁分泌量较前增加达 69%～70%，此以事实之证明，知本品对于肝脏分泌机能有重大之关系。本品于肝胆作用之外，又有奇妙之利尿作用。盖肝脏不仅为胆汁分泌之处，且为人体内最主要之排泄器官，与肾营相同之职务，读生理病理者皆知之。试在肝脏病变之时，检其尿之成分，有多量之胆汁出现，又如血中尿素量增加，而肾脏尿素排泄量亦必增加，同时影响及于肝脏努力增加胆汁之分泌。此时胆汁中含有多量之有机水分，肾脏与肝脏互相有代偿之关系，故利尿作用之对于黄疸病理，甚合学理也。

（七十八）松脂内服治打扑伤疼痛

打扑跌损、筋骨疼痛，或持重努逼、闪筋挫气、骨节酸痛等，用松脂（即松香）二分至六分，研极细，陈酒炖热冲服，连服二三次，颇有行气活血，止痛消肿之功。

按：松脂为常绿乔木松树自然渗出之黏性松节油，受空气之干燥而凝成固体。其外观呈黄色之胶状块，有"特律宾基那"香气，半透明，易于破碎，碎面作贝壳状，能溶解于酒精及阿尔加里。其成分含有同质异性之树脂酸，如"亚孛来钦酸"Aoretin Saure $C_{44}H_{64}O_5$、"毕麻尔酸"Pimar Saure $C_{20}H_{30}O_2$、"希尔混酸"Sylvin Saure $C_{20}H_{86}O_2$，此外则为无水物及酸化物之类。内用则为缓解疮疖及打扑等症之疼痛为目的，或当祛痰药并治淋病，有疏利关节、行血镇痛之作用，外用为制膏剂之赋形原料，研末掺患处，有止血之效。

（七十九）豆油能治胃溃疡

胃溃疡之情况，初起每隐而不显，或死后检验时方始发觉，或多年胃痛，殆突然发显吐血，然后始疑其为胃溃疡。故本病之病史，大抵经过甚长久。其症状显消化不良，发间歇性之挛痛，其痛且每在饭后半小时至一小时之间出现，恶心呕吐亦多在饭后一二小时之间，鲜有发于食后四小时者，此为胃溃疡之特征。本病之原因，有因外伤打扑及内因热物烫伤，或因局部血管栓塞及神经性影响引起该部营养障碍，以至坏死。且每每伴起胃酸过多，局部溃疡之处，复被胃酸之浸蚀，乃成一往不返，不能收敛愈着，遂令食后作痛，溃裂出血等，患不能自已。每晨投予豆油一食匙，渐增至五六食匙，而治疗之功效乃显。

考：豆油为黄豆或黑豆中榨取之植物脂肪油，有被护疮面、中和胃酸、消炎镇痛之作用。其一部分经肠管之吸收，经肝脏至胆囊，复能使胆流旺盛，因得冲洗胆管之细菌，即十二指肠之溃疡，亦能治疗。饮油后，虽无特别之直接作用，亦足与病者以安静与止痛，即今病痛复入潜伏状态，徐俟其从容以自愈。欲免惹消化障碍及败胃口之弊，勿一次投予大量之油，宜以一定之油量，持久服之。兹介绍一种服法如下，晨起空腹时，先以薄荷酒数滴之水溶液洗口及喉，使不觉油之特殊臭味后，取油一食匙，加入数滴柠檬汁饮之，则病人但觉柠檬之味，吞下自无困难，饮后再以薄荷水洗漱，自是逐渐增加油量至五六匙可也。

（八十）赤石脂止泄泻

急性肠炎，或霍乱初起，作水样泄泻，暨腹部受寒及食不适宜之食物水果等而现肠鸣下利腹痛等症。用赤石脂煅过研极细，每服二～四钱，开水冲化服之，颇有止泻之效。

按：赤石脂为矾土矿质，含水硅酸盐类，内含"灰养煅"，其性质与高岭土相同，为肠胃病内用之吸着剂，内服后能制止肠黏膜之分泌。一面有吸着其肠中一切病原细菌及毒物而排出之之作用，且对于胃肠不致有伤害及障碍等其他副作用，洵称为泄泻腹痛等胃肠病之理想的治疗药也。

（八十一）参三七之化瘀

内伤吐血咳血，或女子行经期着寒血凝及跌扑伤其内脏诸种内出血，血泣内瘀，或瘀血痨瘵（俗呼干血痨），外伤打扑青肿，血瘀作痛等患，用"参三七"一～二钱，研极细末，陈绍酒一杯炖热冲化温服，有化瘀止痛之效。

按：三七为多年生草本菊科植物三七草之根。形似白及，长者如老干地黄，有节，色黄褐，味似人参，故名参三七。为血病之特效药，有止血止痛、行瘀排脓之作用。外用本品咀嚼极细乘热掩敷伤口，或干三七研末掺伤口，可止血止痛，生肌收口；内用取细末酒或童便乘热冲服钱许，若瘀于内脏者，有能使瘀血从二便排出之功，并能助新血之产生，促血液之循环，以冲洗血管中之栓塞，诚为一切血栓血瘀之特效良药也。

（八十二）杏仁之镇咳祛痰

伤风感寒，或流行性一切热病而发气管炎、支气管炎，咳嗽痰黏不松，或肺痨干咳、百日咳等，用杏仁水或杏仁粉确有祛痰镇咳之效。

按：杏仁为落叶乔木蔷薇科杏子之果仁。作扁平之心脏形，色红褐，有皱纹，内面白色。浸水中一二小时，则外衣便可剥去，露出纯白之仁瓣。味苦，注水捣碎则呈挥发苦扁桃油之香气。其成分与苦扁桃相似，为含有"亚密哥他林"Amygdain $C_{20}H_{27}NO_{11}$ 及"爱谟尔圣"Emulsin 之蛋白性酸酵素、脂肪油、护膜、糖质等，为化痰镇咳、清肺润气管之专剂，用于支气管卡答儿及喘息咳逆等，极佳良之药物也。

（八十三）半夏止呕

胃卡他、慢性胃炎等之恶心，呕吐黏液性胶状物，或食后呕吐食物，妇人妊娠恶阻呕吐及一切热性病过程中之诸呕吐病，往往药物经口即呕出而不能任受。若用姜汁浸半夏一～二钱，煎服，或加入其他对症药剂内，确有镇逆止呕之良效。

按：半夏为宿根植物天南星科之半夏草的块根。形似小荸荠球状色白之根块，内部则为白色致密之粉状。若误食其新鲜之根，则唇舌发麻而肿胀，于夏季采集其根而干燥之为药用，味辛而带麻，因其黏液中含有醋厉液之故。药用须以清水浸，洗去滑液，春夏浸三日，秋冬浸六日，晒干，用生姜自然汁浸润晾干。用为祛痰镇呕药，治咳逆呕吐，反胃吐食，咽喉之肿胀，有镇痛消炎，驱除胃中黏液污秽郁积及疏解稀释之作用，故对于黏液性胃病呕吐，能奏特效耳。

（八十四）米仁治肺痿咳嗽浮肿

肺痿这一个病名，出于中国医书。其病状咳嗽唾白沫，全身发潮热，形体瘠瘦，行动则气逆，面目浮肿，或手足亦现水肿样及盗汗等。本病之原因，即不外乎肺结核、肺水肿等全身虚弱性肺病。用薏苡仁一二两，煎汤，或作粥常服最佳。

按：米仁为禾本科植物薏苡之子仁。形状类麦粒而狭长，外被淡褐色之薄皮，内部色白，嚼之如糯米黏着齿间，为最富滋养易于消化之谷类，蛋白质含量之多他谷罕有其匹，脂肪亦多，纤维极少，有机成分中脂油之多有如燕麦，但其滋养力则过之，含蛋白质 19.98%，脂油 6.6%，淀粉 62%，可溶性氢氧化碳 70.96% 等。应用为利尿镇咳镇痉药，能止呼吸器病之咳嗽，对于虚弱性肺病、气管支病如痨瘵肺痿等，具有特效。且能健胃滋养，去浮肿，治肌肉拘挛，如风湿寒痹足膝不能屈伸，用量一回二～八钱，煎服或研细粉冲服均效。

（八十七）吴茱萸治胃寒痛及呕吐

中医书之论胃病，须分寒热虚实。所谓胃寒痛者，其病不发热、不口渴，病发以渐而成，经过缓慢，此盖即慢性胃炎之胃痛也。是症往往带呕吐，或呕黏液，或呕酸水，而胸下痞硬、嗳逆，大便往往不通顺。吴茱萸一～二钱，醇酒浸，或水煎作一日量，有镇痛镇呕之效。

按：吴茱萸为显花植物芸香科吴茱萸之果实。为卵圆形之小蒴果，鲜时红紫色，干则呈黑色。味苦而微辣，有香气。呈弱酸性反应，内含一种挥发性之脂肪油及一种白色针形结晶体，名 Evodin $C_{18}H_{22}O_5$。其药理的作用，能激胃肠黏膜，促进消化液之分泌，有助消化之功力。并安抚胃神经，奏镇呕之作用。戟刺肠膜之分泌与蠕动之增进，故有逼迫积粪速下之功。中医书乃称之曰下气止痛，去冷逆气、心腹诸痛，温胃利大肠，治胃冷呕吐腹痛，开郁化滞，遍身痹诸痛云云。日本庆松胜左卫氏云：以吴茱萸之醇浸浓液，代碘酒之用，外涂以治风湿关节痛，其收效与碘酒极相似者。盖以本品之镇痛作用，极强有力故也。

（八十八）元明粉治急喉痹

急性咽喉肿塞，如急性喉炎、水肿性喉炎等，呼吸困难，黏膜水肿，或炎肿胀痛，声嘶，呼气带蝉鸣声，气息迫促，势甚危笃。于紧急之间，若诊得患者身体壮实，脉搏滑大有力，大便数日不行，而腹部及脐旁按之有硬形，手力压时病者觉胀痛者，是实证，可用元明粉。先外用少许吹入喉头，再内用四～八钱，滚沸开水冲化，作一次徐徐灌下，得大便一二行，喉肿即消。

按：元明粉即朴硝经风化而成，化学上名为"硫酸钠"，其成分为钠二硫氧四，系一种无色透明棱柱状结晶体，久置空气中，则失其所含水分而成粉状物，味咸而稍带苦，性善溶解于水，呈中性反应，为水肿性诸炎症之诱导泻下药。其清凉性之泻下作用，能感动肠之各处，而成多水性极稀薄之便液排泄，实为盐类下剂之通性，故对于喉肿或水肿，诸壮实性炎症，确能迅速逞其诱导作用，而奏其功效耳。

（八十九）黄柏粉涂布消炎退肿

疮疡肿炽热作病及丹毒局部发炎，流火红肿，或夏季炎热日射皮肤，暑毒热疖等一切皮肤局限性红肿发炎，灼热作痛，用黄柏研粉，水或油调，涂布患处，有极迅速之消炎退肿效力。

按：黄柏为落叶乔木芸香科黄柏树之皮。外面黄黑色，内作纯黄色，味极苦，其有效成分为"秘鲁培林"Berberin，与黄连之主成分相同。内服用为健胃消炎变质药，有利尿解热之效，用于淋浊、小便热痛及肾盂肾炎、副睾丸炎、泌尿器诸炎性疾患；外用为消炎防腐退肿镇痛之涂布剂，于炎肿性疮疡、溃疡、肿毒、红肿热痛诸症，能制止黏膜之分泌，消退皮肤血管扩张之炎肿，并恢复患部之血行，以奏镇痛消炎之特效耳。

（九十）藕汁止吐血

胃出血吐血衄血，肺出血咯血，发热口渴等血热沸腾血溢诸症，用生藕捣汁一二杯吞服，有止血化瘀清凉解热之功。

按：藕汁为睡莲科莲属之地下茎，名藕之汁液。藕形似臂，色白肥大有束节，中多孔，断之则有柔韧之丝，内含极丰富之"单宁酸"

及淀粉、糖类、纤维等，为含有营养分之清凉解热药。治热病烦渴、凉血生津、退热，擅长于发热吐血衄血诸症，有收敛止血之功。盖以其内含"单宁酸"，故止血之效颇准。但本品之止血作用，不但在于收敛，且有清凉解热、化瘀凉血、降低血压之功，故对于热高之大出血症，尤具特效。

（九十一）橄榄疗喉痛、化痰涎

流行性伤风咳嗽、喉头发炎、扁桃腺炎等，咽喉红肿咽下作痛，或痰涎黏腻分泌物增多，吞咽困难，用生鲜青果橄榄十个，剖去核，切碎略捣，以沸水泡冲，或煎浓去渣，待稍凉频饮，或呷漱，有退肿止痛化痰之效。

按：橄榄为产于热带地方之落叶乔木橄榄树之果实，为长约寸许之卵形肉果。色青绿，熟时黄白色，味先苦而后甘，带涩，有芳香之佳快回味，内含单宁酸，为缓和而含滋养性之清凉药。作喉痛病之特效单方，因有收敛性之消炎作用及制止喉头黏膜之分泌以化痰涎，并有解毒之功。内服作醒酒及解河豚毒之用，中一切鱼类毒，煎服本品极效。

（九十二）童便急救大吐血

血不止，如潮如湧，来势极暴，有顷刻现贫血颜面苍白手足冰冷马上虚脱之危险。此时急救之法，惟有用身体强健无病之十一二岁童子小便一二大碗，乘热饮服，以止其血，以救其脱。同时兼用热好酒浸洗患者两足，令全身血液诱导下行，不致往上直冒，如血得暂止，即延医诊治，以施原因的治疗。

按：童便之选择，最需注意，如有患身热或面黄之儿童，切不可用，以有病之童便必有毒，不但无益而反有害；吃乳的孩子亦不用，以其小便少咸味故也。如仓猝之间无相当合格之童子，则取壮健无病之成人亦可，最好便出时乘温灌下，否则置开水中炖温亦可。本品之作用，在盐类与尿素，有降血逆调血运清血热化血瘀之功，治吐血衄血，产后血热及难产，胞衣不下，久嗽失音，一切血症疼痛等患。对于大吐血潮涌不止时，用为急救，为任何药物所不及，盖用本品则绝无流弊也。

（九十三）曼陀罗花子平喘息

神经性气喘、呼吸困难，呼气长而作哮声，吸气短促，其发作有间歇性，发则气管枝陡然收束，呼吸困难，喘息不能平卧，数小时或数日则止；止则一似常人，毫无病征之可见，此之谓神经性支气管喘息。于发作时，用曼陀罗花子半分，水一杯，煎二三沸，去渣，加入蜂蜜一瓢匙调味，频频呷服，镇静定喘之效极著。

按：本品为一年生草本茄科植物曼陀罗花之种子。此花朝开夕萎，结实为椭圆形外面生许多尖刺之裂果，中藏无数扁平形色黑之子即是。然叶与花均可入药用，其成分为"菲沃斯欲明"Hyosyamin $C_{17}H_{23}NO_3$，为一种极有力之镇静镇痉药，用于喘息及痉挛性咳嗽，他如神经痛及痛风等，亦均可用。内服一次二厘，一日三次，不可多服。若过量则致全身麻醉，始则昏乱发狂，继则沉眠不觉。又须注意者，本品内服其小分量，必觉喉头干燥，故须与甘草，或蜂蜜同服也。

（九十四）小茴香治疝气

疝气、偏坠，睾丸或左或右胀大下垂，而发疝痛，或少腹下部一角间牵引扭痛，痛时有气高凸，痛止则无形者，均是也。用小茴香三～五分，研为细末，盐汤或水酒冲服，日服二次，其效颇显。

按：本品为产于暖地之多年生宿根草，属伞形科茴香之子实。长二三分，作圆柱状，尖端有圆锥形柱头，色黄灰，气颇芳香，而味带甘。内含挥发性之茴香油及脂肪、糖质等，茴香油为淡黄色之液体，有芳香之甘味及爽快之香气，其油中之主成分为"阿涅笃鲁"Anethol C_8H_{50}，此外，含有少许"铁鲁边"Terpen $C_{10}H_{16}$。用作健胃驱风药，

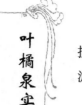

擅治疝气、挛痛、冲逆、肚腹作胀等，用本品四五分研，泡水二两，滤清，加白糖调味，以治小儿肚痛，每服半两至一两。

（九十五）桑椹汁之治虚弱便秘

久病及老年虚弱，产后血虚津燥，或吸烟成癖等而致大便干燥秘结，引起腿酸疼痛、头痛、骨节酸疼、睡眠不安、饮食无味，斯时若用普通泻下剂，未免克耗津液，损及肠胃，欲求有利无弊之轻泻药，厥惟桑椹汁一物。用新鲜桑椹绞汁，每服五钱，或桑椹膏每服二三钱，开水化服，连服数日，大便即畅适通顺，诸患悉退。

按：桑椹为桑树所结之果实，形椭圆，为许多细颗粒攒束似珠状之浆果。初生色青，后渐红，熟则色紫黑。味初酸，继转甜，中含有机酸、糖分、黏液质、盐类、色素等，为爽神经泻解热药，以其稍有凉性，故有微利之作用。含有营养性，兼能利尿、消肿、生津止渴，专治津液枯燥之便秘症，确具有特长。如无新鲜之桑椹汁，可用中药店出售之桑椹膏亦可。

（九十六）蝎尾定惊搐

小儿发热，往往伴起惊痫、抽搐，其原因或由饱食后跌扑惊骇，或由热窜入脑筋，盖小儿脑神经抗热之力不足，最易发生惊搐。其症状突然目直上视、手足搐筋、项强背反，重者即类于脑脊髓膜炎，当抽搐未定之间，即灌以全蝎尾细末，有定惊镇静之效。分量每周岁用三条，按年龄递增，作一次服量，病重者日可服三次。

按：全蝎为蜘蛛类中之蝎。产于滨海处之石隙，或墙壁地板间。全体长约二三寸，大小不定，色有红、褐、青、黑多种，为节足动物，头胸部短，后腹部狭而尤长，末端具有毒钩，能刺人，人若被其刺，肿痛欲死。但入药用其钩尾，有镇静镇痉之作用，治惊痫抽搐、目反项强、背反张、口眼歪斜等神经痉挛诸病，有解毒清脑，弛缓神经紧强之功效也。

（九十七）琥珀治血淋

尿道发炎，因淋浊、脓毒、败血性阻碍，致排尿困难、溺管肿痛、尿中带血、淋浊性关节偻麻质斯及子宫炎、月经困难等症。用琥珀三～六分，研细粉，开水冲服，有利尿镇痛之功。

按：琥珀为松柏科植物之树脂，埋没土中经久化石而成，为淡黄色扁平不正圆形之块。质透明，有类似松脂之光泽，内含树脂、挥发油、琥珀酸"斯可企涅"及硫黄等，为利尿通经药，能消瘀血，治金疮刀伤止血。盖以其挥发性窜透之油盐，有开达脑神经之效，故能治癫痫、痉挛、歇斯底里等患，又有收敛作用，能治淋病、赤白带浊。又其窜透挥发性之油内有"拔尔撒谟"之质，用为疏散凝结、制止疼痛、冲开闭塞之神经药，故可以之为镇痛、发汗、利尿，颇有奇验。并能增加血液之运行，疏通黏液之阻塞，用于经闭血瘀，最佳。

（九十八）番椒酒治冻瘃

冻瘃，未溃红肿，热则发痒，抓之则痛，缠绵日久，往往溃裂，脓血杂流，且顽固不易收敛。近代之摩登女人，赤臂露腿，习以为尚。冬令严寒，仍革屣丝袜，家居则围炉取暖，安坐少动，血液抗寒之能力减退，一旦外寒乘袭，不能抵御，冻瘃乃成。所以每届冬令，本病患者，女人特多。初起失治，一经溃裂，往往至春暖而不愈，于未溃之前，用番椒酒浸脱脂棉花涂患处，一日三次，颇有效验。

按：番椒一名辣茄，为栽植于园圃之一年生草本，属茄科番椒之果实。为长圆形牛角状赤色之荚果，初生青色，渐变黄色，熟则成赤色，有光泽，中空。有无数黄色心脏形扁平之种子，味极辛烈，其有效成分为 Capsical "加波息克儿"。内服少量则口腔及胃觉烬灼热感，有促进消化之功；外用为吊炎药，以本品浸酒与樟脑混合，外涂风湿骨痛及跌打青肿，冻瘃初起，有行血止痛之效。

（九十九）干蟾蜍治小儿五疳

小儿劳瘦、腹大、黄萎无力，虫积、食积、痰积、水积、脓毒、血积、五疳尪羸，骨瘘、皮肤枯燥、疮毒热疖等症，诸药不效时，用干蟾焙燥研末，每服二～四分，开水冲服，或用生干蟾一二钱，连皮煎服亦可。

按：干蟾即两栖类无尾类脊椎动物蟾蜍属，一名癞蛤蟆之风干蟾蜍。形似蛙而较大，背暗褐色，皮肤常湿润，有块垒，具毒腺，腹肥大色黄白，眼放金光，趾端无蹼。常栖息于湿地。性愚钝，行步缓慢，不善跳跃，且不能鸣。非产卵期则不入水中，入冬则蛰伏穴内。其皮脂腺分泌之液为白色乳糜样，有黏着性，反应为弱酸性，于显微镜下照之，见脂肪颗粒及脂肪化上皮，其效用全与"实芰苔利斯"（洋地黄）相同，故本品须连皮应用。而适应证为血行器病，有强心之作用，善治疳积及疮毒诸症，杀虫消积，治恶性溃疡、水肿便秘、胃病腹胀等，确具利尿、强心、解毒、杀虫之功效。

（一百）龙眼肉之补偿用脑耗神，治失眠善忘

思虑过度，耗伤脑筋，遇事辄头脑胀痛，怕烦扰，喜独处，夜则失眠，记忆力衰退，或心悸怔忡、耳鸣头晕，每伴起大便艰难，食欲欠缺，颜面现贫血。常服龙眼肉，确有补脑益神养血开胃之功。服法：每日二十枚，去壳及核，取肉煮汁分二次服，或适量煮浓去渣收成流膏，日服二次，每次半瓢匙，开水冲。

按：龙眼系产于闽粤等处，属无患树科龙眼树之果肉。为球圆形，壳带黄赤色，或紫红色，破之空虚，正中有类似枇杷核之种子，其种子被有黄褐色柔韧肉质，是为龙眼肉。味甘，成分含有"葡萄糖""蔗糖""垤几斯笃林""酒石酸类含淡物""脂肪纤维"等，为缓和营养品，有补血壮神经，利大便之作用，乃清凉甘美之开胃滋养药也。据著者亲自试验，本品之对于用脑过度，失眠善忘，颇有实效耳。

实用经效单方

原　前　言

我们祖国的民间经验单方是非常丰富的。药材俯拾皆是，取之不竭，用之无尽，应用简单便利，绝无流弊。这是祖先们在劳动实践中创造的宝贵遗产，是广大人民自己的优良药物。它们几千年来，已经在民间担负了"解决疾苦"的任务。现在，政府大力号召正确地对待中国医药，通过批判的研究和科学的整理来发掘祖国宝藏，以求药物自给，节省外汇，为新中国的伟大建设创造条件。我们卫生工作者应该响应政府号召，研究整理民族医药，更好地为工农群众服务。现在我把所知所闻的经效单方搜集了若干，汇成这一编。这些只是初步的介绍，不过想引起读者的注意。希望全国卫生工作者、中医师、中药从业人员和关心劳动人民健康的同志们，大家来研究、整理、实验、发掘，以群众的集体力量，来担负这些单方研究的任务。因为单方的价值全在于个人的实践经验，而个人的经历有限，必须与群众的经验很好地集合起来，才能得出更准确的、合乎现代科学标准的结论。希望读者试用后，根据实际情形，依照后列表式，把它的优缺点如实地写上，寄给编者，以便下次将收集的材料增编印出，让大家作参考。

同时，我对读者们还有一个要求：假使有经验确效的单方，欢迎介绍，最好为药味简单，容易觅得的；若是民间草药，请附寄全草（连花叶）压制的标本。每一单方应写明用法、用量、治疗的病例，愈多，愈详细，愈好。在我们选取付印时，当注明投稿人姓名，并赠送本书以资表扬。

本篇是初步工作，不过当做抛砖引玉的意思，内容材料不多，且限于条件，直接经验的事例不够充分，其中大部分是采取国内外文献上的间接经验。请读者协助我们，继续充实其内容并不断改进，群策群力来搞好这项单方研究整理工作，以便利人民大众自行解决问题。乡区卫生院所、中医联合诊所等是最有实验条件和试用机会的。为了补救祖国经济大建设中医药的不足，热切期待所有卫生工作的同志们能给我们以大力的支持和帮助。

叶橘泉

1953 年 9 月 8 日

附：征求试用和介绍

（一）应用单方实例报道表

患者姓名　性别　年龄　职业　住址

病状（愈详细愈好）

病历（何时起病，经过情形?）

诊断（有否经过科学诊断? 如医院、卫生机关的检验……）

经过治疗（经过什么治疗? 用什么中药或什么西药?）

病名（本地的土名? 中医说何病? 西医说何病?）

应用何种单方　药方组成、用法、用量，共试用若干服? 若干日? 试用后的情形如何? 如果治好了，观察若干日? 有没有再发本病? 试用该项单方的意见　优点? 缺点?

报道者姓名　职业　住址

请照上面的项目，详细写好，寄交下面地址：

苏州西美巷九号存济医庐叶橘泉。

（二）介绍单方记录表

单方的来历

组成（药物名称，如当地土产草药，中药店无备的，请附标本、制法、用量。）

用法

禁忌

经效事例（请参阅应用单方实例报道，作成详细记录）

介绍者姓名　职业　住址

请用另纸写好后，直接寄交编者本人，不胜欢迎。如有特殊功效的，屡试不爽的，或依此为专业的有价值的验方，尽可提出要求，经编者审查认为合用时，可以函商从重报酬，不合则代为保密，原封退还。我们站在为人民服务的立场，谅读者同志们定能同情我们，乐意赞助的。

目　录

治疗和预防传染性肠炎的酸梅膏

"酸梅膏"有制菌杀菌的作用，对肠道各种细菌传染病，伤寒、霍乱、痢疾，以及小儿疫痢等病，都有预防和治疗的功效。我们都知道，一切的细菌在碱性液中才容易繁殖，若细菌培养基内遇到酸性溶液时，细菌就要死灭，所以我们的酸性胃液中，细菌没有站足的地位。因为肠液是碱性的，故健康人的肠内也有很多的细菌，这些细菌大多不是病菌，有的对我们人体是有益的，可是一旦消化不良，或肠内有障碍的时候，它们也能"兴风作浪"，造成肠炎、下痢等毛病；或者产生种种分解毒素而引起自家中毒，发生荨麻疹等。如果"伤寒""霍乱""赤痢"等病菌乘机侵入肠内，那就很快繁殖而发生病症。

梅肉是酸的，把它制成浓流膏吞服后，能使碱性的肠液变为酸性，达到制止细菌繁殖或杀灭肠中细菌的目的，因已制成了浓缩的流膏（1g 的膏约需 30g 的梅实），酸度甚高（若一两个乌梅的煎剂，服后到肠内，就被碱性液中和，效果不可靠），服后肠液可能高度酸性化。但此项浓缩的植物性有机酸，似乎与盐酸等截然不同，本品多量内服，实际经验上，并无任何妨碍，这是它的特点，为其他化学药品所不及的。

本品不仅杀菌，且对肠内细菌异常发酵分解毒素的消除和解热的作用也十分显著，对于小儿原因不明的突然发高热和疫痢早期，取本品与"蓖麻油"交互服用，所得到的实际效果确实可靠。

总之，它是伟大祖国人民自己的良药，又是我国的土特产，既可供蜜饯、果酱、糖果、食品、饮料等的原料，并且有很好而广泛的医疗效用。它的医治功用是劳动人民数千年来从实践中发明的，请看下面祖国医药历史上的记载。

一、祖国古代的记载

《神农本草经》（后汉时，约在公元 190～210 年间）云：乌梅（即青梅熏制而成），下气，治热烦满（清凉解热），安心，止肢体痛（镇静镇痛），偏枯不仁，死肌（神经肌肉麻痹），去青黑痣，蚀恶肉（外贴收胬肉）。

陶弘景《名医别录》（公元 502～549 年间）云：乌梅去痹，利筋脉（神经肌肉麻痹），止下痢（肠炎痢疾）、好唾、口干（清凉解渴），水渍汁饮，治伤寒烦热（制菌解热）。又云：白梅（盐渍青梅，晒干而成）和药点痣，蚀恶肉。

孟诜《食疗本草》（公元 686 年）云：竹木刺在肉中者，嚼白梅敷之，即出。

陈藏器《本草拾遗》（公元 739 年）云：乌梅止渴，调中，去痰，治疟瘴（传染性急性热病），止吐逆霍乱，除冷热痢（急慢性胃肠病）。

《大明日华本草》（公元 936～950 年间）云：乌梅治虚劳骨蒸（结核热），消酒毒，令人得睡（清凉镇静），和建茶、干姜为丸，止休息痢（慢性痢疾），大验。

汪颖《食物本草》（公元 1510 年间）云：白梅治乳痈肿毒，杵烂贴之（外贴消炎肿），佳。

李时珍《本草纲目》（公元 1550 年）云：乌梅敛肺，涩肠，止久咳、泻痢、反胃、噎膈、蛔厥吐利（驱蛔虫、治蛔虫性胃肠病），消肿（外用），涌痰，杀虫（蛔虫性吐逆，卡他性吐逆、胃炎），解鱼毒（鱼类食物中毒）、马汗毒（古有骑马，马汗入疮中毒之说）、硫黄毒。又云：白梅治中风惊痫、喉痹、痰厥僵仆、牙阻紧闭者。取梅内揩牙齿，涎出即开（外擦牙齿，似乎是条件刺激的作用，促使流涎，古时对于昏厥失神，常用"开关散"搐鼻取嚏，这些都是条件刺激性"大脑皮质的反射"，现在幸被前苏联的生理学家巴甫洛夫所证明）。又云：治泻痢、烦渴、霍乱吐下、下血、血崩（止血），功用同乌梅（乌梅、白梅原系一物）。

我们看了上面各个时代的经验记载，可以归纳为下面的几点：

1. 为酸性制菌杀菌剂，治细菌性肠疾患，如伤寒、霍乱、痢疾，以及急性胃肠炎、消化不良性胃肠病、食物中毒与肠自家中毒，发热性疾患。

2. 为清凉解热、生津、止渴药，治急性热病之发热、口渴，气管炎咳嗽，以及肺结核潮热、咳嗽等。

3. 为驱虫药，治蛔虫病性胃肠病、呕吐、下痢、腹痛、惊厥等。

4. 外用为消炎退肿药，并贴肉芽生长过速之胬肉；捣贴，拔肉中刺。

5. 为镇痛药，又治神经性肌麻痹，青梅烧酒外用，确有效。

据我们现在临床应用的经验，上面这些医治作用，均有确实而明显的功效，且有不少的实例。

二、酸梅在日本的应用

野村瑞城《民间疗法与民间药》云：梅肉越几斯（流膏），治急性胃肠炎、腹痛、下痢，解热、止痢，有特效。

梅村甚太郎《民间药用植物志》云：乌梅黑烧，热汤送服，治感冒、咳嗽、发热及喉痛病。乌梅煎膏，为急性胃肠炎及日射病之急救药，又为肠伤寒之解热药。乌梅与紫苏同煎服，治小儿痉挛，有妙效。乌梅肉贴指肿和头痛，并贴竹木刺入肉，立出；擦牙，治齿痛。

田所良吉《自疗与民间药》云：梅肉膏可作回归热之预防药，凡进入回归热流行区，或与回归热患者同居时，日服此膏，有预防效果。

筑田多吉《家庭看护之秘诀》云：盛赞梅肉越几斯（流膏）功效的伟大，应用范围广泛，称为不可思议之妙药，他并且举出了许多治验的实例，现在把它归纳起来，有下面的几种病：

1. 伤寒（治疗和预防）。

2. 痢疾（包括小儿疫痢和其他细菌性肠疾患）。

3. 各种胃肠炎（包括急性慢性的，以及消化不良症、食物中毒、鱼类食物中毒等）。

4. 小儿原因不明的突然发高热（包括寄生虫、胃肠炎及疫痢初起之发热）。

5. 各种肠寄生虫病（主要为蛔虫病，他如钩虫病，据称也有效）。

6. 肺结核与肋膜炎之发热和咳嗽。

7. 肠胃自家中毒之荨麻疹。

8. 猩红热与丹毒。

9. 霍乱及夏季肠胃病等之预防。

10. 此外尚有急性肺炎、肝蛭虫病等治愈的报告，所以他们非常强调本品的功用。

我们看了前面的记载，可知日本人的运用，都是根据我国古代经验而来的。

三、编者经验

兹将我个人二十多年来临床上的经验，略举如下：

编者对一般肠炎下痢用"酸梅浓流膏"代替"磺胺胍"（S.G.）和"琥珀酸磺胺噻唑"（S.S.），或"磺胺嘧啶"（S.D.）等应用，感觉它的功效和磺胺类不相上下。它的优点是没有副作用，尤其对劳动人民家庭医疗，多量服用无中毒反应的顾虑，这是符合人民大众家庭应用条件的。

编者的小女 6 岁时，忽然发高热 41.3℃，下痢一两回，手指厥冷，发惊搐，口鼻间冲出很热的热气，目直视，立刻给服蓖麻油泻下后，每两小时用酸梅浓流膏，溶化于白糖汤中服用，很快解热，两天痊愈（当时验血，白细胞略增多，没有其他，验大便没有虫卵，只有红细胞、白细胞、脓球和不消化物）。此外，同样的例子也不少。

曾用于伤寒（肥大氏反应阳性者）约有数十例（劳动人民门诊病例居多，大都是赠药给他们的，限于条件，无完全记录），在病症诊查确定时，教他们回家静卧，多饮流质和价廉的营养物，如鲜菜汤、米汤等；并给予本品五或七日的药量（有时和黄连膏并用），小儿则单用本品，白糖汤溶化，鼓励他们吃完了再来取药，不要钱的，到第二次来要药时，大部分据称好得多了。其中有六例，住址距离较近，编者常自动去访视，有的一星期后自觉症完全消失，两星期退热，也有三星期退热的；有的虽在四周以后退热，但病人无自觉症后，自己以为痊愈了；有一例在两周后症状消失，体温还未平（38.5℃），他自以为已好了，起床行动，以致复燃，可见伤寒之护理更重于医疗。其他大部分只据病人家属取药时称述此药很好，可能是他们的感情作用，但无一例肠出血之转归与死亡的结果，则是事实。

本品驱虫的效果虽然不及"使君子"，但曾有两例小儿伤寒，给服本品，三四日间排出蛔虫一至四条（伤寒初期，照例应先与驱虫剂，本品适成为理想的良药），如果因蛔虫而起的腹痛、胃部痛、呕吐、发热等，服本品后，蛔虫虽未必能全部驱除下来，但腹痛、呕吐、发热等症状，很快减退，或许这是它能消除蛔虫所产生之毒素的作用吧。

本品作胃肠病、传染病（霍乱等）的预防用，效果甚佳。记得似乎在 1940 年吧，那时苏城为敌伪所统治，夏季霍乱大流行，编者的一位农村朋友跑来告诉我说：距离他们很近的村庄，已经发生了霍乱，有四人已死亡；那时农村里根本谈不到预防的注射，他很热心，问我有什么方法预防？我介绍他煎了几斤乌梅流膏，做成丸子分给大家，饭后吞服二至三粒。他们的村庄一共二十余家，一百多口人，结果他们的村子里，竟没有一个人感染霍乱。

夏令容易发生胃肠病，有的腹痛呕吐，有的下痢恶心，胸闷头昏，我们乡间的劳动人民由于传统的习惯，对这些病症，概称"痧气"，大都"扎针"（挑痧）、"刮痧"（用铜钱沾些油，在背上刮几下），或自己吃点所谓"痧药水"如十滴水等，从来不找医生。我把青梅浸的烧酒装在小瓶内，代替痧药水送给他们，不但效果比十滴水好得多，并且价廉，合理而没有流弊。

中医疡科书上有一种叫"收胬丹"，系用乌梅肉打成饼状，贴在胬肉上的，以前编者没有经验。某次，有一位朋友，指头上生了瘭疽，出脓后，因光红的肉柱头突出而不能愈合，触之则发剧痛，我介绍他试用乌梅肉贴上包扎之，次日换药，肉柱头已缩小（这似乎不是腐蚀作用，而是收缩的），两日后平复，后来渐渐愈合了。不过初次贴上时有些痛，然比其他腐蚀法或割治（割治似不可能）便利得多。另有一人，上膊因注射而化脓，后来亦因肉芽增殖而突出胬肉，不能愈合，也用梅膏贴上而愈（陶弘景所谓蚀胬肉，日本梅村氏所谓贴指头肿等，当系指此）。

四、酸梅浓流膏的制法

在黄梅时间，取青梅三五斤（或更多），洗净，去核，捣烂榨汁，用布滤过，置广口浅盆中（用陶瓷盆，不可用金属盆），日光下晒干（产梅的季节是黄梅雨季，如无日光，可置炭火上蒸发其水分），至浓厚如饴状，待冷，凝固如胶，瓶中贮藏（放置五至十年不坏），愈久愈佳。

若非产梅地区，或非产梅季节，可取中药行之乌梅数斤，加入足量之水，炭火上煎熬，煎至极浓后去渣，用布滤过，再煎至稠厚如饴状，待冷，凝固而成紫黑色黏韧之胶，瓷瓶或玻璃瓶密贮待用，也是经久不坏的。

用法与用量：取酸梅浓流膏，溶化于水中饮服，小儿可加些白糖，或将膏捻成丸子，外面滚少许滑石粉或白陶土等为衣，温汤送服；大人每回用纯膏如黄豆大三粒（约1g），小儿内服，依年龄酌减，一日三四回，食前服。若急性重病时，用量须加重，效果方充分可靠，可以每两小时服一回，直至病状好转后，每日服三四回，连服三四日（即使小儿服用大人之量，亦无害），在有"伤寒"（肠热症）、"疫痢"的可疑时，须照上记分量加倍应用（伤寒在起病五日以内，疫痢在发热两小时以内，给予食盐水灌肠后，再服此药，则效果更佳）。若作解热之用，则照前面用量已足；在急性胃炎等，作清凉解渴之目的时，每回如黄豆大一两粒（约0.5g），溶于糖汤中饮服。

五、青梅烧酒的制法

选取皮上无伤口的青梅若干斤，先用热水浸一夜（去其苦味），翌日捞起晒干（去水气），放入大瓶或瓿中，加入上等高粱烧酒，浸没全部青梅为度，密封静置两个月后，即可应用。如果夏季作饮料用，还可加白糖或冰糖适量；要加糖，则在浸入时一起加入更佳，如专作药用，不必加糖。

用法及用量：内服时加同等分量之开水，依其人饮酒之耐受量，适量饮服，以不醉为度；外用以纱布浸酒，拧半干，以不淋漓为度，折叠二三层，敷患部，外面敷以油纸包扎之，干则换上；或涂擦患处（只限皮肤面，黏膜、新生肉芽及疮口等处皆不可），一日数回。本品内服可代疹药水，外用敷擦肿毒、偻麻质斯、神经痛等，往往显快速而惊人的效果。

上面这些原料既易获得，制法又极便利，5月间青梅上市，到处都有；或用乌梅，中药行（店）均有出售，价值低廉，效果极好，又无流弊，可为人民大众家庭常备的良药。凡农场、工厂，以及广大农村，边远地区，平时多多制备，以备不时之需。尤其中药从业同志们，要发展中药业的前途，并为人民服务，应留心制备，以供人民的需求。

我们医务工作者为劳动人民的利益着想，在为人民大众服务的原则上，应打破保守思想，批判地接受古代经验，客观而虚心地作更进一步的研究。

治鼻及气管炎肠炎寄生虫的葱和大蒜

一、家庭应用

伤风感冒初起时，打喷嚏，流鼻涕，头痛、喉痒、咳嗽（鼻流涕及喉痒、咳嗽，在现代医学叫"上呼吸道卡他"，即炎症），不管有热无热，可用葱白切细，开水泡，乘热熏口鼻，然后饮服，覆被静卧，非常好。用此方法，越早越灵。

鼻塞（急性鼻黏膜炎）时，用葱白塞入鼻内（囫囵的，或打烂的，或打汁，用药棉蘸汁塞入，都可），一日数回（大蒜瓣切削成圆柱形，塞鼻也可，不过刺激性较大，滴汁恐难耐受），一两日即愈。伤风鼻塞一般人认为小毛病，事实上支气管炎、肺炎等重病，都是这样起病的，尤其是小孩的伤风，很容易成肺炎。我们的卫生政策以"预防为主"，小毛病早些治愈，可以免去许多麻烦和危险，像这些简便有效的家庭疗法，我们应该充分利用。

中医书上本来有"葱豉汤"的方剂，治一切"时行感冒"（就是现在的"流行性感冒"），中医处方，也有加"葱白"三四茎作药引的，其实单独用葱白七八茎或十多茎，治疗的效果更好。或和生姜数片，或加茶叶一撮同煎，或和些白糖于葱汤内调味，都可以的。

下痢腹痛，后重不爽，或腹中膨胀，消化不良，或"蛔虫"（长而圆的，如蚯蚓状）、"蛲虫"（细白如丝，有的很多，肛门部很痒）等病，都可用大蒜治疗。大人每日用一两球，小儿酌减，剥去外面的衣膜，生吃最好，加点糖或盐都可以；或用草纸包里，放灰火中暖熟后吃也可。煨的比煮汤的效力好，生吃更好，熟的必须多吃，效果方佳。

气管炎咳嗽、百日咳等剧烈咳嗽，用大蒜去皮膜，切细片，约一两（小儿酌减），开水一杯，泡浸二三点钟，去渣，一日分数回，频频饮服，也可加冰糖或白糖，简便有效。或用紫皮老葱根代大蒜，同样有效；葱和大蒜合用也好，这两种都有祛痰止咳的功效，尤其对流行性感冒的咳嗽，功效更显著。

肺病、神经衰弱、消化不良、睡眠不安、"小儿疳病"（身体瘦、腹膨大、消化不好、腹痛或下痢等病状），有肠寄生虫嫌疑时，都可常吃葱和大蒜叶茎，根煮作菜蔬食之，非常有益。这两种菜蔬，不但有治病之功，还有营养作用，如果当菜吃，烹饪时应该想出种种方法，用很好的调味料，引起病人的食欲，要变更烹饪法，经常而充分地吃，这就叫做"食饵治疗"。但不可像习俗相传的"淡吃"（不加调味料），或大量一次顿食，以致妨害胃口，这样不但无益而反有害的。

肺结核病人肠胃不好时，也可吃大蒜，不过生大蒜刺激性较强，有吐血的患者不大相宜，但如用熟的却不妨。

用法：用于肠胃病（"寄生虫"或"下痢"），生大蒜内服，大人一日量，二至四球，剥去皮膜，切细，或打烂用豆腐衣包里，一日分三回，食前用温水送服（或加些糖和醋，则不包也可以吃）。或煨熟，加糖或盐，一日可吃五至六球，或煮作菜蔬食，充分而继续地吃，效果方佳。

用治咳嗽、百日咳，最好用开水泡（用量和上列差不多），加点糖，只要饮其汤，治伤风鼻塞；除饮用外，并乘热将其汤的蒸汽凑到口鼻间熏吸之，更佳。小儿并可用"葱汁"涂在鼻唇间。

对于慢性胃肠病、肺病、神经衰弱、小儿疳积样的毛病，用葱和大蒜煨熟，或烹饪作菜蔬吃，当做"食饵疗法"，最有帮助。但是要经常吃，每天平均吃，必须照顾到胃口，常常改变烹饪和调味的方法，切不可用淡的，大量一顿吃，致损害了食欲。本品虽也有营养作用，但还须注意其他的营养，所以不可单吃这一种菜蔬，要和其他的营养食物调剂地吃。

二、编者经验

编者觉得葱和蒜治百日咳及感冒性急性气管炎，确有很可靠的效果，百日咳在早期应用更好。在剧咳和咯血时，须避免用大蒜，以防刺激，惹起更多的咯血，葱、蒜特别对伤风感冒的咳嗽最有效。

小儿伤风初起，上呼吸道卡他（喷嚏、流鼻涕、咳嗽），用葱白（也可与大蒜合用）切细，滚开水泡汤，乘热熏口鼻，非常好，尤其是婴儿鼻塞初起，即用此熏法（不必内服），大概二至四回即愈的颇多，较大的孩子，一面熏吸，一面内服其汤，汤内可加糖。熏的方法是用葱白（香葱很小的）二三十个（如果用洋葱为三至五球）切细，置碗中或壶中，泡入沸滚的开水，取其蒸汽对病孩的口鼻（注意，初用时勿太近，以免烫伤），若用碗，则碗上罩以厚纸糊的漏斗筒，筒之大口罩碗上，小口对病孩的口鼻，冷了再换热的；同时另用葱汁涂在鼻旁口唇边，让他不断地吸入葱、蒜气，这样更有帮助治疗的功效（编者对婴儿每用此法，但不用大蒜，防刺激皮肤故），大人则可以葱、蒜并用。如果早期应用此法，治愈"重伤风"是有把握的，今特在此处作负责的介绍。

葱白捣汁滴鼻，治"鼻道炎"，我的用法是这样的：先将葱白洗净，撕去外面衣膜，切除青的茎、白的须根，略略晒一下，蒸发水分，再切碎，研杯中捣烂，纱布包，榨取汁，加入等量甘油，再加一滴"薄荷油"，密贮瓶中摇和，临时用玻璃滴管滴入鼻内，治鼻塞、慢性鼻黏膜炎、鼻副窦炎（俗名脑漏），功效很好，在美货舶来品"密司妥儿"之上；不过对慢性副窦炎（脑漏），必须有耐心，每日二三次，持续多用几天，效果方著。曾有一位患了三年多的"脑漏"，常常发作，漏下脓腥臭的液汁，同时患鼻的同侧半边头痛，因此精神委顿，记忆力减退，她耐心地滴了五十多天，病状居然好全了，一年多来没有复发。

治蛲虫，肛门奇痒，大便内有很多白色如线头样的细虫，小儿患得颇多。这种病传染性很大，因为它夜间爬到肛门外面的皱皮间生卵，屁股洞间很痒，患儿在睡梦中用手去搔抓，又把很多的细卵带到手指和被褥上，传染给兄弟姊妹和自己，大人也能被传染的。所以我们食前要洗手，指甲要修剪，不可让指甲缝内藏污垢。编者曾用大蒜研如泥，调和同等分量的凡士林，给蛲虫患儿每天晚上涂在肛门的周围，同时让他多吃煨熟的大蒜（加糖或盐都可），十岁的孩子，每天至少吃四球，经过七八天，大都可以治愈的。

对慢性下痢，用生大蒜切成细粒吞服，效力比较好，编者常与"梅膏丸"（见前）合并应用，治"休息痢"（时发时愈的痢疾），觉到效果很好。如果消化不良的病人，大蒜可改用煨熟的，应在食前空腹时吃，用量生大蒜每日约二至三球，熟的约四至五球。

三、祖国古代的记载

《濒湖集简方》：治感冒风寒，初起用葱白一握，淡豆豉半合，泡汤服，取汗即愈。

《济生秘览》和《活人书》：治伤寒时疾，头痛发热，用连须葱白二十根，加生姜少许，水煮或煮粥热服，取汗即解。

《食医心镜》：治赤白下痢，葱白一握细切，和米煮粥，日日食之。

杨氏方：治小儿秃疮，葱捣如泥，入蜜和涂之，神效。

《千金方》：刺疮、金疮，百治不效，葱煎浓汁，渍之甚良。

又方：一切肿毒、乳癖，葱汁渍之，日四五度，并顿服一升，即散。

许叔微《本事方》：治小便闭胀，用葱白三斤，切炒热，帕盛两个，更互热熨小腹，气透即通。

《简要济众方》：治鼻血不止，服药不应，用蒜一枚，去皮研如泥，作钱大饼子，厚一豆许，左鼻出血贴左足心，右鼻贴右足，两鼻俱出，俱贴立效。

陈藏器云：大蒜去水恶瘴气，除风湿，破冷气，烂痃癖，伏邪恶，宣通温补，疗疮癣，杀鬼，去痛。

李时珍云：大蒜捣烂，温水服，治中暑不醒，泄泻暴痢，及干湿霍乱。

《外科精要》：灸背疮，凡背上肿硬疼痛，用大蒜十颗，淡豆豉半合，乳香一钱，研捣，随疮头大小，用竹片作圈围定，填药于内，厚二分，艾火灸之。痛灸至痒，痒灸至痛，以百壮为度，即消。

《摄生妙用方》：治山岚瘴气，用生熟大蒜各七片，共食之，少顷腹鸣，或吐或泻，即愈（按：所谓"山岚瘴气"，当系"传染性胃肠病"）。

仇远《稗史》载：水气肿满，用大蒜、田螺、车前子等分熬膏，摊贴脐中，水从小便漉漉而下，数日即愈。象山民人患水肿，一卜者传此，用之有效云。

《濒湖集简方》：治心腹冷痛，用醋浸大蒜至二三年者，食至数颗，其效如神。

《兰室秘录》：治小儿白秃，切蒜日日揩之，效（按：此系大蒜的灭菌作用）。

《济生方》：治寒疟、冷痢，用端午日独头蒜十个，黄丹二钱，捣为丸，如梧子大，每服九丸，长流水送下，甚妙。

《易简方》：治头风苦痛，用大蒜研汁，滴鼻中（按：当系因鼻窦腔病而发之头痛）。

《圣济总录》：治头风痛，用大蒜七个，去皮，先烧红大方砖一块，以蒜在砖上磨成膏状，即以僵蚕一两，去头足，安蒜上，碗覆一夜，勿令透气；只取僵蚕研末，嗜入鼻中（口中含水），甚效。

四、前苏联的先进经验

1. 用于创伤。在卫国战期间，葱及蒜的液汁和蒸汽，曾被利用于创伤治疗，获得显著效果，此种制剂，有促进组织内再生过程及上皮形成的显著作用。在创伤治疗上，用葱的蒸汽及液汁湿布（有骨髓炎时，向瘘管内注入葱汁二三次）后，创伤的外观即生变化，脓苔消失，出现鲜红色表面，细胞成分及创内细菌的比率发生变化，以前游离着的细胞，开始活泼地吞噬细菌，出现新鲜上皮形成部，创口迅速缩小，在半个月至一个月之间，五十名创伤病员中，有四十六名已治愈。在利用葱剂治疗中，未看到患者全身状态的有害作用，体温也未升高，造血过程方面也没有病的变化，患者均未诉说创内疼痛感觉。葱有杀菌作用，在试管内试验的结果，得到了化脓性链球菌、葡萄球菌及变形杆菌的变种，与起初的培养，在许多点，其性状不同，尤其是病原性的降低，甚为显著。经试管实验所得到的变种，与自施行葱治疗的创内分离出的同一种细菌的变种相类似，葱的液汁及蒸汽，使细菌的各种性状——"溶血性""蛋白分解性""色素产生性"起了变化，从这点上看来，"葱素"像似活泼地参加某种酵素之活动，这种酵素，对上述的细菌诸机能，呈触媒作用。（1949年第11期《苏联医学》，秦正民、胡振东节译）

2. 用于慢性痢疾。直到现在为止，慢性痢疾的治疗，还是大家公认的难题，不管是"磺胺剂"或"噬菌体"，都不能保证十分可靠的治愈，同时这一病症还有流行学上的重大意义，所以现时有很大的需要，必须找出更有效的新药。为此目的，我们注意到许多植物性驱虫药，尤其是亚洛维基氏所提供的"大蒜素"（Satnin），一种"大蒜制剂"。据亚洛维基氏和卜拉哈瓦氏的经验看来，大蒜素对痢疾病原体，在试验管里有强大的杀菌和制菌作用，把这药稀释到一千倍，还有这种作用。一方面具有这种杀菌率，一方面对人体没有显著的毒作用，所以我们能够安心地来做临床试验……试验结果的结论是：托姆斯流行病学和微生物学研究所所制出的"大蒜素"对慢性痢疾有显著的治疗功效。慢性痢疾的大蒜疗法，值得医界作广泛的应用，可和其他一切疗法并用。（《健康报》）

3. 杀菌作用的试验。苏 Olga Savchuk 女士试验大蒜的挥发性成分，在 15 至 20 分钟内，对白色葡萄球菌、金黄色葡萄球菌、链球菌等，可完全抑制，不能生长；葱的挥发性成分则在二至四小时内也有同样作用，1∶15 的大蒜汁水稀释液，比纯粹大蒜汁的杀菌范围更广（前苏联《Prlroaa 杂志》，39.3）。

大蒜汁对格兰姆阳性的细菌、格兰姆阴性的细菌，以及嫌气性的细菌，都有杀菌力。（前苏联 M Je Margolina 著 Vrachiebnoie Dielo 5～1946）

前苏联医学界，将大蒜治疗"流行性感冒"后续发的"上呼吸道炎症"，有令人满意的临床记录。并且服小量能使血压下降，中等量不影响血压，大量能使血压上升。（《众生》：2.2）。

五、其他国外报告

大蒜、洋葱的根茎，都是富含"硫化物"的挥发油，据勒开来氓的研究：葱、蒜药效的大小，视其含有此类挥发油的多少而定，此挥发油在其变成气体时，有很大的杀菌力量。此种杀菌力量，曾由卜开尔氏用大量的实验证明，据谓生葱、蒜捣汁，其功力不如提出之挥发油强；油之力量，高于大蒜泥或汁，约在一百倍以上。

1947 年，候来氏发表：用生葱根塞鼻，治"伤风"有效。

奥国医家用葱蒜提出的挥发油，制成乳剂，滴鼻孔内，专治"伤风鼻塞"。

海尔卜司脱氏，曾试用于下列各症：①急性鼻塞伤风（鼻流清涕）。②鼻流浓涕（无其他并发症）。③血管舒缩性鼻炎（轻度）。④极重的血管舒缩性鼻炎。⑤鼻界狭窄，兼有头痛（一时嗅觉不敏），涎膜无变化。⑥流行性感冒的鼻炎。⑦肥厚性鼻炎。

用法：令患者将头后仰，用滴管吸取药液，滴入鼻孔，各两滴，闭口，用鼻呼吸数分钟后，将头复原位，一日二至四次，共治一百个病人，结果非常良好。据其总结，用此治法，愈早愈好，无其他并发症者，一概治愈云。（《医药学》1卷8期，3卷8期）

保加利亚内科医生华西来夫（Vassileff），试用大蒜浸液治小儿百日咳，200个病人，颇有效验。他的记录中说：大多数的病人，内服蒜浸液三至四天就见效，痉挛性的咳嗽和呕吐，渐渐停止下来，食欲也渐渐增进了，营养也好转了，200个病人中没有一个发现合并症。有些病人，因同时患了扁桃腺炎的关系，所以服用本药较少（按：大概因喉头痛，大蒜浸液有刺激性之故），有些病孩不肯多服本药，但是结果也发生了治疗上的功效，只不过效力比较缓慢些罢了。大蒜浸液是用大蒜瓣切细，放在碗内，用滚开水泡浸，经数小时，滤过，再加糖浆，每小时服一汤匙（15mL），大约十岁的孩子，每天用大蒜瓣40g泡水250mL（约中号玻璃杯一杯）；五岁的25g，一岁左右的15g，开水一律250mL，一日分8到12次服之。大人可用60至80g的大蒜，须继续三到四星期。本品还可预防百日咳，在百日咳流行时，家庭的小儿都可预先服用。（《医药世界》2卷1期，杨士达译自《巴黎半周医刊》第15期。1948.3.13）

六、日本的记载

北川松之助和天野彰西氏，在1925年试验证明：大蒜在试管内和鼠体内，均有强大杀菌力（《中华药学杂志》1卷3期）。除风邪，利尿，祛痰，杀虫；并治疮癣及阴痒，用大蒜煎汁，频频洗之。

兰山氏云：大蒜用味噌（"味噌"是一种日本的酱豉，我们可用醋大蒜更好）包，烧熟，每日食五个，治俗称"寸白虫"（按：当系绦虫），有卓效。

大蒜捣碎，贴患部，每日换药，隔日以灰水洗之，能拔"鸡眼"（即"胼胝"，俗称"老茧"）云。

就眠前吃大蒜，可以防风寒感冒。

近江国民间，用大蒜煮粥食，止下痢。

熊本地方的人，用生姜、大蒜，热汤泡，饮其汤，夏季治暑气（按：即我国民间所称"痧气"等类）病，甚佳。

头上发间的白秃，用大蒜切片，频擦有效；又俗间每日吃大蒜一个，不患霍乱云。

大蒜煎成浓膏，每日一次，顿服 5g，用胶囊装入吞服，一小时后再服泻药（蓖麻油二匙，或玄明粉四钱，泡汤服），以通大便，治"十二指肠钩虫"有效。（以上见梅村氏《民间药用植物志》）

葱煮粥热食，发汗，治风邪，去头痛，或用葱白二三个生食，热酒饮下，发散风邪。

葱利大小便，治下痢下血，婴儿便秘，腹胀及小便不通，用葱白捣汁，以乳汁等分，纳儿口中，再与乳，大小便即通。

感冒发热，用葱白三本（支），生切细，熬汤送下有效。葱：肺病人食之有益，神经衰弱患者常食之，大有助；捣烂，敷火伤。

葱白十本，经霜干茄子等分，水煎洗，治冻伤有效。

面类食物停滞（不消化），用葱与萝卜打汁，多量饮服，即消。

大蒜叶、茎、根供食用，治肺痿，清血液，治阳痿，并能防中暑霍乱，肠寄生虫，又可用于肝脏病，尚能止呕吐。（以上均见田所良吉著《自疗与民间药》）

神经衰弱、失眠，临睡时嚼食葱白二三个，有效，可用甜酱或酱油蘸食之。又：玉葱（即洋葱）轮切，置枕边，嗅其气，亦能入眠。

皮肤创伤，用葱焙热，揉汁涂。

大蒜镇咳祛痰，有效；十二指肠虫常吃大蒜，有根治之效。（以上均见野村瑞城著《民间疗法与民间药》）

七、近人研究

朱锡华在 1951 年 4 月发表"大蒜杀灭头部癣菌之研究"，据谓：曾在江西从头癣患者分离出两株"头癣真菌"，一株（邓株）是"犬小芽孢菌"；另一株（漆株）是"堇色发癣菌"，或称"堇色毛菌"。他的结论是：大蒜对"犬小芽孢菌"之杀菌作用，较对"堇色发癣菌"之杀菌作用为小。（《中华新医学报》2卷4期）

大连医学院医院皮肤科张永圣大夫，在1952年1月报告："大蒜挥发性物质对病原性皮肤丝状菌作用的研究"，其总结谓："大蒜挥发性物质"对"Schoenleini氏黄癣菌""蒙古黄癣菌""涡状癣菌""堇色菌""铁锈色小芽孢菌""红色表皮菌""趾间白癣菌""鼠蹊表皮菌"等，呈比较显著的杀菌作用。以大蒜杀菌之程度论，本试验的结果，是对"Schoenleini氏黄癣菌""涡状癣菌""堇色菌""铁锈色小芽孢菌""红色表皮菌""趾间白癣菌"等作用较强，"鼠蹊表皮菌"和"蒙古黄癣菌"次之。（《中华新医学报》3卷1期）

强壮健胃止血止汗的韭菜

一、韭菜的治效

韭菜虽然是一种普通的菜蔬，但是它也有极好的医疗效用。可以用它作止血药，并可止盗汗、遗精、遗尿、妇女白带；治下痢、噎膈反胃、阳痿早泄、跌打损伤；外用治创伤出血、痔疮脱肛等。

韭菜的叶、根、茎或种子，都可作药用。根茎捣汁冲服；种子作煎剂或丸剂；叶或韭芽煮食，都好。

凡妇人子宫出血（古称"经漏""血崩"）、鼻出血、痔疮出血、便血、尿血等，用韭菜根洗净，切细捣汁，每回半小杯（约10至20mL），用等量温开水冲服（或用健康小孩刚溺出的热童便冲服，更好），一日二三回，往往能奏惊人的效果。在农村里，本品到处都有，取用极便，功效又好，多服也无流弊，确是我们广大劳动人民自己的良药。

本品是一种健胃激性药，治慢性弛缓无力性的胃肠病，如胃弛缓、胃扩张、胃下垂、肠弛缓下垂等而发的痞闷、胃部胀，消化不良、呕吐、反胃、大便秘结，或噎膈等症，有显著的功效。编者对这些病，常用韭菜子二至三钱，加入对症方剂中，或单用韭菜子炒研细，制成丸剂用，往往获得明显的效果。对于老人肠管无力肠麻痹之便秘，服了韭菜子，大便能自下。我的理想，认为它与西药"士的宁"有相似的作用，我常常把它当做"士的宁"的代用品，可是西药"士的宁"是容易中毒的，除了医生之外，民间不能应用，本品则任何人都可采用，唯韭菜子煎服，气味恶劣，是其缺点。我的用法是炒燥研粉，制成丸药，或装入胶囊，每日一至二钱，分做三回吞服，效力也充分了。

肺结核盗汗，或其他任何衰弱患者之睡中盗汗，用韭菜煮蚬肉（就是一种小蚌类的肉，注意：要加少许黄酒、油、盐等，和普通小菜一般的烹饪法，加入适宜的调味料，做成鲜美的汤汁），饮其汤汁，蚬肉和韭菜也可吃一些（不过蚬肉消化较难，如果消化不良的患者，只饮其汤）。不用韭菜，用韭芽也可以，汤煮得浓些，每日二三回，或临睡时服一杯，不但可止盗汗，并有健胃、强壮、营养之功，肺病和任何衰弱病人都可吃。这是很合理的人民大众的"家庭疗法"，也是农村简易的"食饵疗法"。

韭菜子一两，覆盆子五钱，菟丝子七钱，焙燥研细，用红枣肉或蜂蜜做成丸子，每服一钱，一日三回，温水送服，治遗精、遗尿、性神经衰弱之阳痿滑泄，以及妇人因虚弱而来之白带下，有著效。或单纯用韭菜子10g，上等高粱烧酒50mL，浸出其成分，每回饮服3至4mL，和入温水适量，每日三回，食后服。

韭菜的成分：叶及根含有"蛋白质""硫黄化合物""配糖体""脂肪""灰分""维生素C"；种子成分未详。韭与矿酸煮沸，能呈蚁酸反应。

二、民间疗法和祖国古代的记载

日本民间治下痢不止，用韭菜煮粥有效云。

又：韭菜捣汁，合陈石灰做成饼，悬通风处阴干后，外用为外伤止血药，有很快、很好的止血收口之效。

又：《民间药用植物志》云：治吐血、发热、喉中痛，用韭汁、童

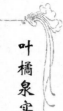
便等分，约一杯，冲郁金粉少许服；若无郁金，用山茶花研粉冲服，亦好。

痔疮肿痛及脱肛不收，用生韭菜切细煎汤，乘热熏洗，以滓罨敷，数次自然愈。（我国宋代《圣惠方》及《袖珍方》与日本民间方等书，均有同样的记载）

跌打损伤，胸胁刺痛，或吐血，自汗出，喘息欲绝，急用韭菜根捣汁一杯，热童便冲服，可以急救云。

误吞金属或玻璃片等异物，煮食三四寸长的韭菜，很有效，因韭菜的纤维，能包缠异物而使安全排出云。

《本草》记载：韭之别名为"草钟乳"，言其有温补之功，一名"起阳草"也是言其功用。

陶弘景云：韭叶煮鲫鱼酢（即醋）食，断卒下痢。

《食监本草》云：韭煮食，归肾壮阳，止泄精，暖腰膝。

《本草拾遗》云：根、叶煮食，温中下气，补虚益阳，调和脏腑，令人能食（健胃），止泄血脓，腹中冷痛；生捣汁服，主胸痹骨痛，不可触者……

编者按：本品的医疗功用，已具备于上列的"草钟乳""起阳草"这两个异名之中，而"断卒下痢"与"止泄血脓"的治效，似乎它与葱、蒜有同样的杀菌止痢作用。这是编者的推测，是否如此？还待进一步的研究。

健胃整肠利尿治便秘的望江南与决明子

"望江南种子"我国山野自生，取之不竭，有不可思议的效用，尤其是"决明子"（中药店的青葙子，亦称"草决明"，与本品不同），中药店亦买得到，取材更便利，与"望江南"功效相同，但以野生者效果更佳。（另有菊科的望江南，与本品同名异物，勿误用）

依照编者的经验，对于下列诸病，有十分可靠的效果，且本品随处可得，价值低廉，服用简便，最适合广大劳动人民保健上应用的条件，兹特负责介绍如下：

1. 对于慢性肠胃病、便秘、消化不良、胃炎、胃酸过多、胃溃疡、胃肠弛缓无力（古称"胃呆钝""气虚中满"等类）。舌苔厚腻、口臭、食欲不振、小便色浓而短少（古称"湿阻""湿热"等），效果最为显著。

2. 卡他性或肝胆病黄疸，小便不利，口腔炎（古称口糜）、眼结膜炎（古称风火赤眼）等，内服、洗涤或含漱，非常好。对口腔炎患者，用本品煎浓汤含漱，往往三至五回即见效，用此汤含漱，比服用维生素 B_2——"利胞弗拉文"（治口腔炎的新药），奏效更快、更显著。

3. 常习性便秘、血压亢进、头痛脑涨（古称"肝火""肝阳""火逆上冲"等），以及中风半身不遂后之便闭等，编者用于卒中后之大便顽固秘结者（大便往往六七日或八九日，非用泻药不可的），专用本品每日五六钱，煎浓汤，连服五六日，即可获得每日很舒适的排便，有数人耐心地常服本品，偏瘫亦慢慢恢复了。经常用本品代茶，不但调整排便，且防止了中风的复发。因中风患者一度卒中后，往往半年、一年后再度脑溢血，有些病例，因常服此汤，病愈后三四年未曾复发卒中。

4. 肾炎、膀胱卡他、尿道炎、慢性肋膜炎，以及怀孕妇人的浮肿等，服此药后，尿量显著增多，病状也因而减退。

曾有不少的例子，如妇女白带下，服后二三日即减轻了；慢性肋膜炎、慢性肾炎，尤其是怀孕妇女的肾炎浮肿，效果更显著。又：本品最宜于妇女怀孕期代茶饮，有利尿及净化血液作用，可以预防"子痫"和"产褥热"等病。

归纳起来，本品治常习性便秘，最灵验，最安全。因服用本品后，所发生的效果，并不像别种通便药的泻下稀粪，常是很舒适地排出正常大便，且绝无腹痛等现象；不过对慢性便秘的患者，须连服三至四天，才可发生效力，也不像其他泻下剂的一服立即见效。大便通顺后，略略减轻分量，继续天天服用，以保持大便的调整，否则，初次见效后，停服此药，仍来便秘的例子也有，但续服则仍然有效。一般的缓下剂，如"卡斯卡拉""非诺夫他林"制剂等，对慢性便秘往往要成习惯性，就是初服一两粒可以通大便，后来非三粒、四粒渐渐加重用量，就不生效力了，此药则绝无此项流弊。凡因慢性便秘而起的头痛、脑涨、口臭、目赤、高血压、血管硬化、脑充血等，都有很好的疗效。编者估计：本品治"慢性便秘"有80％以上的效果；其次为利尿作用，对肾炎、脚气水肿、肋膜积水、妊娠浮肿、黄疸病、小便不利等，都很有效。

本品不仅是调整便通和利尿，并有健胃和增进营养之功。此物虽非直接的消化药，但继续服用后，食欲著明增进，营养也因而改善，对神经衰弱、肺结核等之胃肠不健、食欲不振时，常服本品，极有帮助。

编者所用的是野生"望江南"种子（此物中药店不备，系自行采集的），但有时也用"决明子"，用法是把种子炒微焦（打碎亦可），发出香气为适度，成人每日四至五钱，煎浓汤，一日二至三回温服（或用开水泡，代茶频频饮服）。

对于慢性便秘、高血压，或眼结膜炎等患者，初起每日可用一两，浓煎饮服，候大便通调后，改为每日用六七钱。

对结核病及衰弱患者、怀孕妇人等，作营养、健胃、利尿之用时，每日三至四钱，可以经常饮服。

对慢性肋膜炎、肾炎等，专作利尿剂时，每日四钱，与赤小豆、玉蜀黍等合并煎服。

如果用作利尿、净血剂，而患者有大便稀薄倾向时，每日用本品三钱，加白术四钱（日本方面则常与"𬞟牛儿苗"并用）同煎服。

本品的应用范围甚广泛，编者的经验尚少。据日本数种民间药书的记载，除了上面的治效外，还有脑病、神经痛、风湿、淋病、脚气、糖尿病、丹毒、心脏病，以及其他循环器疾患。又：产褥热、小儿疳、慢性盲肠炎、脑膜炎等，据称都有良好效果。

本品治疗作用的机转，可能是调整胃肠，使胃肠生理活动旺盛的结果而来食欲增进，和自然的排除粪便，又因按时排便及利尿的作用，排除有害物和毒素，其结果使血液净化，新陈代谢旺盛而营养增进。本品不是直接健胃，又非泻下药，它的整肠与何首乌同样，似因于含有"大黄素"（Emndin），何首乌被称为返老还童药，作用与本品相近，而效用以本品为著。又本品煎汤洗涤，消退眼结膜炎，和含漱治口腔黏膜炎等，实践上有显著的效果，可以意识到它于"胃溃疡"的疗效，可能是对于黏膜面呈同样的作用。

本品的成分：种子中含有"大黄素"，或称"泻素，"也叫"大黄苷"及"卡洛丁"（Carotene），又称"胡萝卜素"，就是"维生素 A"的前身，此物到达身体内，就可变成维生素 A，还有葡萄糖等。

本品的形状：望江南又名"羊角豆"，也叫"江南豆"，是豆科一年生的植物。山野自生，茎高三四尺，叶为偶数羽状复叶，小叶对生，披斜形，前端尖，通常五对。夏季叶腋出花梗，着生小黄色蝶形五瓣花，后结荚果，长约二三寸，如小豇豆，内含种子数十粒。"决明"又名"马蹄决明"，也是豆科一年生的植物，有野生及栽培品。茎高三四尺，叶为偶数羽状复叶，小叶对生，倒卵形，通常三对或五对。夏季叶腋抽梗，着生小蝶形黄色五瓣花，后结细长的荚果，长达二三寸，种子呈菱方形。

以上两种，在日本民间是混同的都称"哈武草"，因其医治效用相同，曾经日本药学博士下山氏作过精密的试验，研究结果，证明其所含的成分完全相同。

据日本筑田氏的经验称：中国野生的决明子，比日本人工栽培品功效好。但依据编者的试用，采集野生的"望江南种子"，功效显著，比药店买的"决明子"好，此或许也是栽培品与野生的关系。唯中药店的"决明子"，究竟是野生还是人工栽培品，则无从查考了！

价廉效宏的消炎膏姜汁芋艿糊

这是家庭自制最简便、极有效的"退肿消炎膏"，它的伟大效用，比高价的美货舶来品所谓"安福消肿膏"好得多。

它的用途非常广泛，凡各种之炎症、肿痛，像急性关节炎（关节红肿、疼痛）、耳下腺炎（疟腮）、痈疽肿痛、跌打伤肿痛、冻疮、急性肋膜炎（胁肋痛）、局限性腹膜炎、睾丸炎、妇人乳腺炎（乳痈）、卵巢、输卵管炎（下腹部痛）等，都有卓效，贴上后，能把内面的炎症引出而治愈。如果炎肿最急的，灼热痛甚的，用泥鳅滑涎罨法，还要好。（参阅下页"泥鳅"）

制法：用生芋艿刮去外皮，切碎捣烂（如泥状）约半杯，干面粉约半杯，生姜约为芋艿的三分之一，捣汁，三种搅匀，如芋艿水分少，太干时，略加温水调和（或用两份蜂蜜，一份开水调和更好），以干湿恰当如糨糊状为度；摊布上，厚约二至三分，依患部大小贴上，其上面包以油纸，再裹毛巾，俟干即换（约四至八小时换药一次，或一昼夜两次替换）。

芋艿以新鲜者为佳，干者次之。如果没有芋艿，用"马铃薯"代替也可，但效用以芋艿为最佳。

此药须临时新制，若一次多量制成，放置后应用，则效果不佳。

编者对于经济困难的病例（有钱的大都贪便利，只向药房去买消炎膏），曾介绍此药，用治急性肋膜炎胁痛或乳腺炎等，有不少病例，都获有预期的效果。

此药因有生姜汁和芋艿，对皮肤多少有些刺激性（引炎外出，均利用这些作用）。如果皮肤柔嫩，或有敏感性的，贴敷后皮上觉热辣刺痛，或将起泡时，可用胡麻油或凡士林涂上，再贴此药就不痛，若在寒季，先将药膏加温后贴上。

使用的方法：若用于红肿热痛的急性炎症，如"急性的关节炎"，关节红肿，"痈肿""腮腺炎"（疟腮）等患处，药膏不必加温，即可贴上。

若用于腹膜炎、肋膜炎等处，则须加温；另用炒热之食盐，缝于布袋内（食盐之量及布袋，也要依患部大小加减），或热湿毛巾放在药膏上面温熨之，效果更佳。

如果用于骨痨（骨结核即古医书所称"阴疽""流注"）等寒性脓疡时，则先用热生姜汤（生姜捣烂煮汤，或用生姜二份，莱菔一份同煮更佳），浸入毛巾，乘热罨局部，以促进局部的血行；然后贴上此膏，上面再以炒盐布袋熨上，则效力更好。

凡慢性腹膜炎、慢性盲肠炎、肾脏病、肝脏病（唯肝脓疡不可加温）、胃肠病（但胃溃疡不可加温）、胆石病、神经痛、风湿痛、慢性膝关节炎（鹤膝风）及妇人"子宫病"的小腹痛，其他皮肤不红肿的深部疾患，都可用上法（生姜汤热罨后贴上，再加热盐温熨）。

上面所说用炒盐温熨时，药膏容易干，最好药膏上面敷以热水毛巾，上面再安置热盐袋，或用热水袋也好。

生姜、莱菔汤温罨法：用老生姜二份，莱菔菜一份，切细，放布袋内，用水以浸没生姜布袋为度，砂锅内煮沸，用毛巾折叠，浸渍热汤中，绞半干，乘热罨敷患部，冷则取换（毛巾上面敷盖油纸，再用棉布包扎，以保持温度），一日数回。此温罨法，用于慢性骨结核如脊椎骨结核、肋骨结核、骨盘骨结核、膝（鹤膝风）及足胫骨结核等，漫肿酸痛，未经化脓者（此种病皮肤不变色，微肿酸痛，化脓缓慢，寒性脓疡溃后，脓水稀薄，不易收口，中医书称"附骨阴疽""流注""流痰"等），用此热罨，可使局部血液循环改善，抵抗力增进，如果已经化脓，则催起脓液的排泄，促进治愈的机转。此项疾患，现代医药尚无较好的疗法，如能耐心使用此法，有相当良好的帮助。

如果已经化脓穿溃的病灶，只要用药棉纱布盖护疮口，仍可用本法热罨病骨之上（肋骨结核的病灶，大抵在瘘口附近之处，脊椎骨及骨盘骨结核的病灶，多数在瘘口的上方），先测定其部位，用本品频频熟罨，大有促进早愈的功效。

古代记载：《简便方》云："芋捣敷头上软疖。"《大明本草》云："芋和盐研，敷痈肿毒痛。"

消炎消肿的泥鳅滑涎

泥鳅原名"鳅"，一名"泥鳛"，栖于河池水田间。长三四寸，伏于烂泥中，状如鳝而短。头尖，体青黑色，无鳞，皮间多滑涎。农民常捕以煮食，味甚肥美。此鱼之滑涎，用于急性炎症，作罨敷剂，消肿消炎，其功效之佳，具有不可思议的效果。

用法：取活的泥鳅若干条，先养于清水中，漂去泥土，置碗中，加入赤砂糖适量，用消毒之筷，不停搅拌，俟泥鳅的滑涎溶于糖中，去鳅，即用此泥状糖糊厚涂患部，干则换之（如果有很多的泥鳅，则可用此法）。

又法：用泥鳅数条，切去头尾，从腹部剖开，去肠杂，并剔去脊骨，依患部大小，将数条鳅肉缝成一片；有滑涎的背面一律向内，贴敷患部，外用油纸包裹，干即更换。若在夏季，或患部红肿、热高者，鳅肉易发臭气，应勤加更换，比较前法效果更充分。又或用活鳅若干条，另依患部大小，用纱布缝制布袋，将鳅纳入袋中，罨缚患部，初时鳅在袋中搅动，奏效更快，若干时后，尚可将袋翻过来再罨，然后换去。

这样的做法，我们初看起来，似乎像太原始、土俗而不清洁，不但其效用毫无理由可说，并且还有传染细菌的嫌疑。但是日本筑田多吉氏在其所著《家庭看护之秘诀》中强调推荐，并盛赞其功，称此物对于丹毒、急性关节炎、急性腹膜炎、卵巢炎或输卵管炎、瘰疬、疔肿、盲肠炎、横痃、耳下腺炎、急性中耳炎（贴耳傍）、乳房炎、乳嘴突起炎等一切急性炎症、跌打损伤等，都有快速而良好的伟效，用此罨敷后，一两小时，剧痛即缓解，全身之高热也显著下降，急性炎肿，大抵在二日间痊愈云。该书的"读者之声"栏内，尚有不少的治验报告，其中有"急性中耳炎"将并发"乳嘴突起炎"，医者劝令施用手术，用此贴于耳之周围，很快治愈。又有六十六岁之老人，颜面丹毒，高热与疼痛，贴此一夜，痛即止，赤肿著退，二日痊愈云。

此外一"面疗"患者，颜面肿痛甚，受某病院诊治，经种种之治疗无效，用鳅罨疗法 24 小时，痛止而出脓，三日间全治。又：一旅团长之子，种痘并发丹毒，先入山口市赤十字社山口支部病院，天天用湿布取换，病势日益严重，体温甚高，患部扩大越肩，侵入乳部，病院宣告无望。时为寒季，市上无泥鳅鱼，乃以石油发动机运干池水，挖得泥鳅，征得病院之同意，一昼夜三回贴敷，热很快退下，至第五日殆全治。此病虽经该病院专家热心地用现代医术予以治疗，尚无寸效，如此重症，经鳅疗法治愈，感激之余，写信致谢云。

筑田氏附注云：鳅疗法容易腐败分解，发臭气，催起呕吐，故必须勤换，若取不到鳅鱼时，用"川蟹"捣汁涂之，也可。又云：病人入院中，民间疗法大抵不许可，山口赤十字社病院医师之贤明宽大胸襟，及患者家属之坚决确信，毕竟为此病今日治愈的主因云。

又：一小儿患"瘭疽"，指头肿痛，哭叫不休，用此法快速痛止，三四日痊愈，又介绍他人同样之病，均快愈云。其他尚有很多报告，均有详细之姓名地址，限于篇幅，不备举。

编者初甚怀疑，不敢置信，后因试用一急性肘关节炎，红肿热痛不能动，患者是农民，如法贴敷，果迅速见效。另一乡友跌伤膝膑，肿甚大，痛甚剧，来城就某伤科医治，该伤科谓已跌碎膝膑骨，索医疗费大米四石，乡友因无钱，来我处要求帮助（医费）；乃介绍先行试用此疗法，若无效，允予帮助医费，再作 X 光检查。此人返乡后，多日不复来，信息全无，隔一月余，遇见他的邻人，据称早已痊愈，听说只包了三四回，痛止肿消，肿痛消退后，行动如常，实际上膝骨并未受伤云。

鳅之罨敷法，最适宜于农村，取材较易，在都市中，此法不易受人欢迎，一则因原理未明，恐有人认为不科学，二则取材不便。夏、秋间虽较易取到泥鳅，但罨敷后，容易发生臭气，是其缺点。

治胃溃疡的蜂蜜

一、蜂蜜的治效

蜂蜜内服治便秘，以及高血压（肝阳头痛）、心脏病（心悸亢进）、胃溃疡、胃痛、神经衰弱、肺结核等兼患大便秘结者。它不但能润肠（缓和、润大便），并且有极良好而容易消化的营养作用，又为我国土产，价值也不贵，服用便利，确是一种很好的民间妙药。

外用：涂小儿头部湿疮、口唇疮，以及烂冻疮、烂腿等，有卓效。

用法及用量：内服每回 50 至 100g，温开水化服，一日三回食前服；若用于胃溃疡，每回可加到 150g～200g，温水化服。作营养剂用，每日三次，每次 30 至 50g，亦足以奏效。外用对烂冻疮，和烂腿等不易收口时，用蜂蜜涂于纱布上罨包，一日二回更换，用于小儿湿疮，则取精制蜂蜜一两，以锌氧粉一钱调和（"锌氧粉"西药房有售），或中药店之"精制炉甘石"一钱也好，用新毛笔蘸药，直接涂患处。

土产蜂蜜含有"花粉"及"蛋白质"等发酵性物质，放置日久，容易发酵而变酸，故久贮须用提去杂质的"精制蜂蜜"，中药店出售的，大都是土产品，未经提制者。如果在新品上市时也可用土产品，但普通一般都用"精制品"，装于玻璃瓶出售而透明者，大都是"精制品"。蜂蜜在寒冷时易结成粒状沉淀，用时须将瓶置于热水中加温，则变成透明溶液，临用时宜先加温，如已经调成外用药膏后，则用时不必再加温。

二、编者经验

一张姓男子，61 岁，患卒中后，左半身不遂，大便秘结，卧床已半年，我介绍以蜂蜜六两，黑芝麻一两，研烂搅和，饭锅上蒸熟，一日分两回，作点心吃。患者很耐心，天天吃，半月后，大便每天自然而下，睡眠佳良，连吃两月余，左手脚能自动，三个月后能起床，半年后恢复如常。

另一女性高血压患者，年 49 岁，平时慢性便秘，常发头痛、头晕，服蜂蜜两个月，大便调整，自觉症状（她自称患"肝阳"）完全消失，血压也恢复了正常。

友人黄君之夫人，衰弱贫血，年年冬季患冻瘃，溃烂后不易愈合，常来我处索"紫云膏"（我诊所常备的一种药膏，制法见拙译《中医诊疗》）贴敷，慢慢而愈。因年年发作，后来越发越重，冻疮溃烂，更大更深，贴了紫云膏后，刚获得一些效果，恰值月经来潮，烂疮又进了一步，如此一月又一月，形成了臁疮（下腿溃疡）模样，因令她试用蜂蜜涂布，罨包了几天，乌黑的边沿渐渐颜色转红了，约经过月余竟告愈合了。

蜂蜜调和锌氧粉的药膏，治小儿头部湿疮，我也试过不少的例子，的确很有效，大抵涂二三回即好很多。

三、祖国古代的记载

《神农本草经》云：蜂蜜治心腹邪气，诸惊痫痉，安五脏，诸不足，益气补中，止痛，解毒，除众病，和百药，久服强志轻身，不老延年。

陶弘景《名医别录》云：蜂蜜养脾气，除心烦，饮食不下，止肠澼、肌中疼痛、口疮，明耳目。

孟诜《食疗本草》云：蜂蜜治心腹血刺痛，及亦白痢，同生地黄汁各一匙，服即下。

寇宗奭云：蜂蜜同薤白捣，涂烫火伤，即时痛止。

李时珍云：蜂蜜之功有五：清热也，补中也，解毒也，润燥也，止痛也。

《梅师方》：治热油灼痛，以白蜜涂之。

《济急仙方》：治疗肿恶毒，用生蜂蜜与隔年葱研成膏，先刺破涂之，如人行五里许，则疗出，后以热醋汤洗去。

《药性论》：治口中生疮，蜜浸大青叶含之。

四、前苏联的先进经验

用蜂蜜治疗消化器溃疡性疾患，所以应用它的理由，是基于蜂蜜容易消化，是最适宜的刺激剂，有杀菌性和缓下性。Medovikov. lyubarskii. Helfman. neuman. 及其他诸家，在消化器、循环器、呼吸器及神经系疾病时应用蜂蜜，获得了显著的效果。用蜂蜜治疗胃溃疡时，是在给予使用前将蜂蜜之瓶放置热水中加温，变为流动液的，每回 150 至 200mL 的流动蜂蜜，一日三回，食前空腹时缓缓服用，同时不吃面包等任何食物，46 例患者，大部分获得了良好的效果，对全部患者，都经过了详细检查，血红素及红细胞增加，白细胞组成显著地变化，由于颗粒细胞的增多，而白细胞数也增加了。体重增进，特别是年轻病人增加得更多，疼痛很快减退，胃液总酸度降低，大便变为正常，经过四星期后，重行 X 光透视，有 60% 溃疡部之壁龛（胃壁溃疡处的凹凸痕）消失了，消化不良、疼痛等迅速除去，食欲转为良好。

蜂蜜治疗有效作用的机转，尚未正确地研究出来，可能是以下综合的影响：蜂蜜是贵重而容易消化的食品，同时它是杀菌剂，在溃疡上面，无疑地存在着细菌丛，由于细菌存在，助长炎性症状而妨碍溃疡的治愈过程，根据 Zimnitzkii 氏，多数溃疡患者，因有酸中毒性代谢，所以此时投以糖，尤其是葡萄糖，有使酸性产物燃烧到其最后阶段的作用。根据 Korolev 氏，糖原是保证组织再生的最良好的物质，不仅如此，蜂蜜中尚含有维生素 A、B & Acidnm pantothanicum。维生素 A 促进组织的再生（Baiakhovskii 氏），维生素 B，溃疡性疾患有些效果，这像是通过神经系而发挥作用的。蜂蜜是缓下剂，把便秘除掉，也是有意义的。蜂蜜对于人乃是适宜的刺激剂，如 Helfman 所观察：它能使胃分泌降低。根据我们的资料来判断，用蜂蜜治疗后，幽门痉挛亦消失，不只是对溃疡性疾患，并且对酸过多性胃炎，亦可应用。所有这些，综合起来，则有良好的影响，但其所以发挥有效的作用机转是复杂的。（《健康报》119 期：秦正民、胡振东译，1949 年《苏联医学》第 12 期）

五、日本的记载

精制蜂蜜 20g，亚铅华（锌氧粉）1g，调药膏。（《日本药局方》）

蜂蜜有杀菌功效，其他尚有种种不可思议之效，以及治愈顽恶难症的作用。一女子，患下腿溃疡（俗称"烂腿""臁疮"），在膝下横行，溃疡很大，其疮面边缘之肉高起，呈紫色，五六个月不愈，医师用种种治疗，不能生皮；后此妇人每日用蜂蜜敷，三十余日疮口觉痛，流出很多黑血，高凸之紫肉平复，渐渐生新肉，色鲜红，又经二十余日生皮而愈。此状态医学上称冲动作用，此高凸的紫肉，非经此冲动作用，决不能生皮，此事引起医界之惊疑，蜂蜜何以有此作用，为现代科学所不能解释者。

又小儿头部颜面发出之"湿疮""结盖疮"，口唇"羊须疮"等，用蜂蜜、锌氧粉药膏，一日一两回涂之，任何药膏不及此药之卓效。（以上见《家庭看护之秘诀》）

六、以色列国医家的报告

多年以来，我对于心脏肌肉的障碍、心冠动脉硬化，以及肝脏病等，都用纯粹蜂蜜治疗，教病者每天至少服蜂蜜两调匙，结果是成绩非常美满。有些病人，以前是日夜需要注射"斯托洛仿丁"（Stpophantin）和葡萄糖溶液的，但是现在他们都改用蜂蜜，而且也舒适健康了。当然我不否认，果糖及葡萄糖的静脉内注射，在紧急救治时所发生的伟大效果，但是在长期的治疗时，还是蜂蜜更加便宜而且有效。只可惜的是在文献内至今还没有人提到过蜂蜜对于心肌的营养作用，使这价廉物美的药物还是默默无闻。

我们要晓得，我们平日所吃的纯白糖，都是提炼过的，除去了矿质的纯蔗糖，在成分方面来说，它是不及未经提炼过的红糖，它一定要在人体内经过消化作用，化成了右旋糖和果糖之后，才能被体内化用而成为最有效的营养物。在葡萄果内可以获得大量的右旋糖，而果糖则在蜂蜜内大量含有，它比较所含有的右旋糖还要多些，这种果糖为最有价值和最适合于人体营养，所以蜂蜜是最有益于人体的营养品了。此外，蜂蜜又有强大的杀菌能力，它在试管内，于46小时内把伤寒菌、副伤寒菌，以及肠炎痢疾菌等，完全消灭。

在英语国家的医学文献内，我们见到了许多推荐蜂蜜作为治疗心脏病、传染病、肝脏病、便秘症、身体虚弱及营养不良症的文字；又有人主张在角力者和田径运动，以及劳动工作的工人方面，给以蜂蜜的营养。

有一批希腊和罗马的学者，也曾声明过，他们的长寿人，都是以蜂蜜为营养而致的。

1947年，瑞士医学杂志上刊载赫格林博士的意见：如果心肌内减少了肝糖的含量，那么它在"心肌动作电气摄影图"上，就要表示出Q-T两处地方的延长现象，同时也就是表示出心肌收缩能力的衰弱状态；又据伊文恩博士的意见（1941年美国《生理学杂志》）"心肌内有丰富的肝糖含量，似为留供抵抗局部发生血内氧气缺乏症时之用"。我以为他的说法也许是对的。总括以上所说的来讲，所有以果糖治疗的基本理论，都适合于蜂蜜治疗的具体说明。

此地（以色列国）报纸上曾经登载过有关于前苏联医学的问题，并讨论到那批寿命很高的前苏联人平日的生活情形，他们有岁数达到一百岁以上的老寿星，130人中，有80％的老寿星都是养蜜蜂的，因为他们以蜂蜜为营养品，所以他们得到长寿了。

1947年5月，美国某医师发表过一种事实，他的一位胃溃疡的病人，多年来曾严格地限制其饮食，始终不愈，自从改用了蜂蜜治疗，他的胃病就此痊愈了。

又在此间（以色列）的日报上登载着：前苏联自1942年起，便使用蜂蜜治疗各种病症，例如重伤之外科病，胆囊炎、胃溃疡、十二指肠溃疡，以及大手术后之调养等所得的伟大功效。他们选出重伤的外科病人，分组作对照试验，一组每天食蜂蜜150mL；一组不食蜂蜜，结果食蜂蜜的病人，恢复时期缩短了许多。胃溃疡也作了对比试验，一组每天食蜂蜜300至500mL，不用他药；一组不用蜂蜜，而用制痉剂"阿托宾"这类，结果恢复时期用蜂蜜的快了50％的时间。又在服蜂蜜的一组中，有91％的病人，在短时间内停止了胃痛的症象。

从以上的事实看来：蜂蜜在医疗上，确有很大的治疗功效，并非是偶然的巧合，也不是什么心理的暗示作用。（1949.9.25.《医药世界》3卷1期，以色列国戈斯泰博士原著，梁俊青译）

七、蜂蜜的成分

蜂蜜含有果糖39.1％，右旋糖（葡萄糖）34％，水分17.2％，蛋白质1.8％，蚁酸1.1％，蜡0.9％，糊精0.45％，蔗糖0.4％，麦芽糖0.3％，醋酸0.2％，矿盐0.75％，维生素及其他物质3.8％。（美国E. F. Phillips 的研究）

又：蜂蜜所含的"矿质"成分，则有铁、铜、钠、钾、镁、锰及磷质等。

又：蜂蜜所含的维生素方面则有"维生素 B"（B 族）的七种，如"烟碱酸""本妥生酸""利胞弗拉文""匹立渡克辛""替阿命"……尚有许多"维生素 C"。

又：蜂蜜的成分颇与蜂所采的花粉种类有关，有些蜂蜜是含有多量"糊精"的，又有些蜂蜜则含有多量"糖醇"的，例如"卫矛糖""甘露醇""醚性油"，以及"卵磷脂"之类。此外花粉的种类，对于蜂蜜的香味和颜色，也是大有关系的，如"油菜花蜜""荆球花蜜""草花蜜""菩提树花蜜"及"苜蓿草蜜"等，这些花蜜都是白色的；至于"荞麦花蜜"则是深褐色。在地中海一带地方则有白色的"玫瑰花蜜"和金黄色的"橘子花蜜"，以及深褐色的"桉树花蜜"。我国则称"油菜花蜜"等为"春蜜"，"苜蓿草蜜"为"秋蜜"，其中以"枇杷花蜜"为佳品。

营养强壮抗结核的蛋黄油

用熟鸡蛋黄熬出的油，做"蛋黄油"，用途很大，功效很好，是一种很好的民间单方。根据各方文献记载，能治下面的各种毛病：

据称蛋黄油的效用，比鱼肝油好，鱼肝油有恶臭，易妨害食欲，蛋黄油虽是粗制品，即使多服，也不会妨碍胃肠，且容易吸收。

治开放性（咯痰中有结核杆菌的）的肺结核，服两星期后，渐渐盗汗消失，发热下降，咳嗽及咯痰减少，睡眠佳良，精神良好；一个月后，痰内结核菌消失，且食欲增进，体重增加。据称15个病例，用本品治疗50日的结果，痰内结核菌消失者14人，盗汗消失者11人，体重增加者11人，体温消失者7人，消退者5人，咳嗽全止者7人，减少者5人，咯痰消失者10人，减少者4人，睡眠良好者14人，食欲增进者12人。服用量，成人一日量20mL，分做三回，食前服，连服21天，休息7天；再服21天，再休息7天，这样巡回地继续服用，观其情形而停药。（《健康报》36期，1950.5.25。东北机器管理局唐杰）

蛋黄油治心脏病，心悸亢进、脉歇止等，每日三回，每回0.5至5g（视病人年龄体重酌量加减），装胶囊内，食后吞服，最有效。心脏病是慢性病，用本品往往能快速见效，奇妙不可思议。不明原因的心脏瓣膜病，脉歇止，心脏衰弱，悸动亢进，行动则心跳气急，甚至步行困难，此时宜休息，一面服本品，二至三天内即可见功，心跳慢慢缓下来，精神渐渐恢复。据称72岁的一位老人，心脏非常衰弱，脉搏四五至即歇止，行动气急，种种药物均无效，服用本品二日，脉搏即20～30至继续不歇，精神渐好，食欲增进，服此药十日痊愈。尚有伤寒肠出血，心脏衰弱，陷于危笃时，赖本品救助而愈的，实例很多云。

又：蛋黄油医治痔瘘有卓效。痔瘘是肛门旁边生出的小核，疼痛流脓水，不容易收口，肺结核病人容易患此，医学上叫它"肛门结核"。用此油加温，塞入瘘孔内，如疮口广大的，可涂上，或用纱布沾贴之，每日一两回，能快速止痛，约四五天后，脓水不流出，天天用此，一个月后大抵痊愈。据称有人用此，很快止痛，脓水也消失了，自以为痊愈，停止用药，照常劳动，致复发，又疼痛流脓，再继续用此，三个月而痊愈。另一个16岁男子，患痔瘘两个，经某大学病院行两回手术，不能根治，疮面之肉色恶劣，身体异常衰弱，劝行腹式呼吸与日光疗法，并用蛋黄油，经十五六日，其中一处收口，一处也好转，继续充分用此治疗，后竟痊愈。（以上见日本筑田氏《家庭看护之秘诀》）

编者按：此油要直接灌入瘘孔内，可用注射器，装上粗针头（磨去针尖），轻轻注入。本品似尚可推广应用于结核性脓疡，如骨结核（流注、流痰等）、结核性狼疮（皮肤结核）、喉头结核（虚痨喉痹失音）等，都可试用。

一、祖国古代的记载

唐甄权云：鸡子黄炼过，治呕逆。和常山末为丸，竹叶汤服，治久疟（按：炼过似乎是熬焦）。

《日华子》云：鸡子黄炒取油，和粉敷头疮（按：头疮系湿疮，粉可用锌氧粉）。

《事林广记》云：小儿头疮，用煮熟鸡子黄，炒令油出，以麻油、腻粉搽之（按：腻粉即轻粉，可用于先天梅毒头疮，但轻粉多用，须防中毒）。

《千金方》云：鼠瘘已溃，用鸡卵一枚，米下蒸半日，取黄，熬令黑；先拭疮令干，以药纳孔内，三度即愈（按："鼠瘘"即肛门结核，蛋黄熬焦黑，则油已出，连渣纳入，法亦巧妙，可见古人高度智慧的一斑）。

《集验方》云：烫火伤疮，用熟鸡子黄炒取油，拭涂三五日，永除瘢痕。

脚上臭疮，用熟鸡子黄一斤，黄蜡一钱，煎油涂之（按：臭疮似乎是慢性溃疡，或脱疽等类）。

《唐瑶经验方》云：杖疮及天泡水疮，用鸡子黄熬油涂之，甚效（按："杖疮"为专制时代所独有的刑罚所伤，我们可推广用于褥疮或下腿溃疡，冻疮等）。

《圣惠方》云：……瘢痕，用鸡子五七枚，煮熟，取黄炒黑，拭涂日三次，久久自灭。

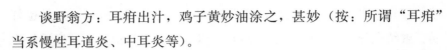

谈野翁方：耳疳出汁，鸡子黄炒油涂之，甚妙（按：所谓"耳疳"当系慢性耳道炎、中耳炎等）。

《验方新编》：绣球风，用鸡子黄熬油搽擦数回，即愈（按："绣球风"即阴囊湿癣）。

《中国药学大辞典》云：鸡蛋油最能杀虫，诸疮破烂，痒不可忍，或不收口者，搽之大有神效。其法用鸡蛋黄煎枯焦，油出，以滚水半杯冲入，油浮水面，取出冷透用之。

编者按："蛋黄油"古代记载除唐甄权治呕逆，似乎是内服外，其余诸家，均作外用；日人治"痔瘘"，系出自我国《千金方》。其他各家之应用，为皮肤病、湿癣、烫火伤、皮肤浅溃疡等。其中烫火伤及阴囊湿癣，我也有多次之试验，功效甚良好；用于烫火伤，可代鱼肝油（鱼肝油原是调制烫火伤药膏之良药），效果比鱼肝油好得多；用于阴囊癣，大约三五回之搽擦，即可见效。因蛋黄油的成分含有卵磷脂、硫黄及维生素 A、D 等，对皮肤癣尤其是阴部等处皮肤之癣疾更佳。且本品无刺激性，更属理想的良药。所谓小儿的头疮等，殆亦属湿癣等类；"烂冻疮""褥疮""下腿溃疡"（古名臁疮，俗称烂腿）、"脱疽"（脚趾臭烂，是末梢循环障碍，营养缺落而来，为难治之症）、中耳炎等，都有进一步展开研究试用之价值。

二、近人研究

"卵磷脂"治脚癣：原稿载《中华新医学报》3 卷 10 期，北京医学院马文昭教授研究发现的新方法。以卵磷脂治疗"脚癣"（俗称香港脚），经其自己和其他 46 位病人的脚癣上作了多次的实验，功效很好，又无刺激性。卵磷脂能增进上皮细胞的机能和抵抗力，使表皮内白细胞增多（消灭霉菌）。使表皮细胞组织增强，并加速其深层细胞的成长（微菌不易侵入），又使表皮细胞间隙增阔（减少对神经末梢压力而止痒），可说是一个生理的疗法。能坚持三星期连续治疗的人，皆有效。

此药的配制和用法很简单，其方如下：

粗制卵磷脂（蛋黄油）100g，黄凡士林 50g，氨苯磺胺粉（消发灭定）5g。

调匀为油膏，涂患处，每日早、晚各一次，症状即使消失，仍应坚持涂擦三星期。涂药前应洗脚，最好在温的过锰酸钾液（1/8000，即 1g 过锰酸钾，化水 8000mL）中先浸洗半小时，若合并化脓时，尤应先用此水浸洗。此药膏黏在袜上，容易洗去的；或用干净纱布包患部，每日换洗纱布一次即可。

编者按："卵磷脂"又名"蛋黄素"，蛋黄中含此最多，鸡蛋黄熬出之油，即是"粗制卵磷脂"。蛋黄油治疮癣，我国古代早有记载（均见前段）。

蛋黄油搽擦"阴囊癣"，编者屡经试验，确有著效，初以为蛋黄中有"含硫油"的关系，以硫黄能治皮肤病，疑其药效是"含硫油"的作用。现在经马文昭教授的研究，才明白了"卵磷脂"内服有高价的营养之效，外治是作用于上皮细胞的生理的疗效。这样的解释，则本品既治"痔瘘"，又治"脚上臭疮"，以及"瘢痕""耳疳""烫火伤""头疮"等，都有它的科学理据了。

三、蛋黄油熬出法

先把鸡蛋若干只，煮熟，剥去壳，去白留黄放入锅中，用小的钢精锅较便利，最好置炭火上熬，同时用勺子压碎，不停拌炒，蛋黄的碎屑，渐渐由黄而焦而黑，最后油出，其油黏附在焦滓上；此时急用勺铲取，连滓带油倒入他器中（器中最好另用一个小铜丝筛），其油流下，即可把蛋黄油与蛋黄滓分离出来，待放冷后，装入消毒的清洁小玻璃瓶中，严密封固，贮藏待用。若内服用，可装入胶囊中。

熬油的方法，要熟练后才容易得到好的成绩。初次熬时，技术不纯熟，火力不得当，可能失败（初次先试一只蛋黄，俟熟练后，每回可多熬若干只），如熬法熟练时，每只蛋黄约可得油 2 至 4g。

另一方法：用大号钢精锅一只，小号有柄钢精锅一只，500～1000W 电炉一只，竹筷二只，小铜丝筛一只，碗一只，玻璃瓶一只。做法：大号钢精锅内放豆油半锅，置电炉上加热，然后把煮熟的蛋黄揉碎，放入有柄的小钢精锅中，再放在大号的豆油锅上，一面用竹筷不停搅拌蛋黄碎粉；大锅内豆油沸滚，小锅内蛋黄粉的水分渐渐蒸发而至消失，渐次变成焦黄而黑色，这时油液出来，即把有柄的小锅提起，轻轻倒入碗内的铜丝筛中，油自筛滤入碗内，待冷，装入瓶中。用此法，火力较稳，操作较便，然农村内地无此项用具时，用前面的方法，熟练时一样容易做好的。

编者按：蛋黄中所含的油量，可能不一律，有的油较多，有的较少，视鸡的食料而定。"蛋黄油"一般习惯都自鸡蛋黄熬取，我的意思，如果用"鸭蛋黄"熬出其油，或许也有同样的效力；不过鸡蛋在我国各地，随处可得，价值亦不贵。蛋黄油为褐色的溶脂状液体，随时熬制，极便利，即使一时多量熬出，密贮瓶中，半年、一年内应用，功效也不变，可称一种很好的家庭药。肺结核病人，与其花高价买外国产的"鱼肝油"，不如用国产的蛋黄油，既无腥臭，又不妨害肠胃，功效比鱼肝油好，价格也比较低；每天约需蛋三至四只，蛋黄熬油，而且蛋白仍可供食用。鸡蛋是我们自己生产的，蛋黄油更值得推广应用。

预防中风的药芹菜

我们江、浙地方俗称"药芹菜"，原名"珊瑚菜"，日本称为"滨防风"。为伞形科多年生草本，自生于温暖地方的砂地间。苗高一尺许，叶为三出之复叶，叶柄红色，新叶带紫红色。夏日茎头开小白花，复伞形花序，花梗密生白毛。此植物有特殊的香气与辛味，栽培于园圃者，四季萌生，嫩叶与嫩茎供食用；生于砂地者根肥大，根及茎叶均可供药用。日本用其根干燥后，作"防风"的代用品。本品为治疗高血压、血管硬化最有卓效的民间单方。

用法：取新鲜之"药芹菜"（小菜场常可买到）一握，用开水洗净，切细捣汁，每日饮服半杯，有不可思议的妙效；或煮作菜蔬食之也好，分量不拘，宜常服，则效果充分。亲友间或知人患高血压者，劝令服用此汁，凡有耐心而常服者，均获得安全的经过，免除中风的危险者，已有多人。

附：松叶、松果、棕榈叶、柿漆、柿子

松叶及松果

松树之嫩叶，洗净切细，每日五钱，用黄酒一杯，煎取三分之一，一日分三回，和以温水，缓缓饮服，头面微汗出更良。酒煎的意义，当系助其溶解与吸收，酒本为高血压病人所禁用，但经过煎煮后，其中酒精成分，已被蒸发殆尽，所以不妨事的。

或用松之果实，每日一个，切细，酒煎服，治高血压也很好。松之"果实"的成分与"松叶"相同，并且含有多量的滋养成分，也是最良的中风预防药。

棕榈叶

棕榈叶一两、晚蚕砂三钱、甘草一钱煎服，对于高血压、中风预防，也有极良好的效果。据称松叶、松实、棕榈叶等，对硬化的血管有缓和作用云。

柿漆

柿漆治中风，有不可思议之奇效。用法：取制雨伞用之"柿漆"，越陈越好；此即一种青涩柿之榨出液，每回服一瓢，一日三回，空腹时服。临时用纱布滤过，稍稍加温，一口吞下，唯其味极涩，或和入米汤内（服后即饮牛奶一杯，可免口中涩味），连服七日，停七日，再服七日，如此巡回饮服，有伟大效果。中风初期，往往昏睡，此法不能用，俟苏醒后，能饮咽时，即服此药，非常可靠。中风一度罹患后，两三年内大抵再发，服此药后，可免除再发，其实例很多。如果患者大便秘结，另煎服决明子七钱，大黄一两钱，以通其大便（或用盐水灌肠）。

柿漆治中风，日本筑田氏大力推荐，据称此物太涩，味恶不洁，常有许多医生反对；后有某医生自己患中风，在诸药无效时，服了此药，血压显著下降，病状轻快了，认为奇迹云。又称：柿漆的作用，科学上不能判断，似乎直接作用于血液，服此后一两日，血压往往可

能下降达 20 厘米。（以上均见《家庭看护之秘诀》）

编者曾介绍数人服用，惜大都因其味涩，勉强饮一两次即中辍。唯有一李姓患者，山东籍，61 岁，患轻度脑溢血，口微㖞斜，舌强，左臂麻不能举，步履艰难，血压 202/140mmHg，连服此药一星期，降至 160/100mmHg，症状减退，即返原籍，后果不详。

柿子

柿子生青熟红，其味甚甜，为一种佳果，可制成柿饼，供食用，营养成分很丰富。生柿可以润大便，治高血压及肠痔出血（俗称肠风便血），有卓效。

患痔疮便血者，每日空腹时吃红柿二三个，确有止血之效；无红柿，可用柿饼代之。咳嗽、咽喉痛、口舌疮，用"柿霜"（柿饼外面之白霜）每回一钱，温水化服，有显著效果。

"柿饼"烧存性，研细粉，麻油调涂，治下腿溃疡有效。（笔峯杂兴及日本《民间药用植物志》）

柿子又能醒酒，酒醉者，食红柿数个可解。（日本梅村氏，《民间药用植物志》）

利尿治黄疸的茅草根与西瓜皮

茅草又名"白茅"，荒山野地到处自生。春季抽新芽，嫩的花穗叫"茅针"，嚼之有甜味，小儿喜采食。其根横行地下，白嫩如筋而有节，亦有甜味。根及花，都可作药用。

"茅根"为最佳的利尿药，凡肾脏病水肿、膀胱或尿道炎，小便热痛，以及黄疸病小便不利等，用新鲜的茅根二三两，或干的五钱至一两，煎汤服，有显著功效。

编者常以茅根、玉蜀黍蕊、西瓜皮三种，介绍给肾炎患者及黄疸病人，煎浓汤常服，每获显著效果。这些都是民间药，不费钱，只要随时留意收集，可作家庭常备药。

中药从业同志们宜注意，茅根最好在冬季采集，晒干收贮，如果要以新鲜茅根供应，可以埋在砂土中，保持它的活力。中药店习惯上随时收购，浸在水中，这是不对的！因久浸则成分被溶解在水内，天热且易发酵，就没有功效了。

"茅花"煎服，有止血作用，每日约二三钱，治鼻衄、咯血、失血病之发热口渴者，最为适宜。病后水肿，用白茅根一两，赤小豆四两，煮熟，饮其汤，食其豆，水随小便而下。此为葛洪《肘后方》所载，但日本的数种民间药物书，亦有同样记载，据称极有效。

《肘后方》尚用于五种黄疸，小便热淋（尿道炎等），这些都可证明本品有极好的利尿作用，且经我们试用，觉得效果的确可靠。

茅根、菟丝子各五钱，煎汤久服，治水肿病有效。（日本《民间药用植物志》）

茅根一握，煎服，治喘息，甚者三服即止，名"如神汤"。（《圣惠方》）

反胃上气，食入即吐，茅根、芦根各二两，水四升，煮二升，顿服，得下良。（《圣济总录》）

日本民间药，用茅花之穗，煎服，治百日咳，以及其他一切感冒咳嗽。

温病呃逆，用茅根切，枇杷叶拭去毛，炙香，各一两，水煎去渣，缓缓服之，即效。（庞安常《伤寒总病论》）

编者按：茅根利尿之功最著，此外似尚有解热、镇咳、消炎、止血等作用。

"西瓜皮"利尿之功，和茅根同样有卓效，单独用或和茅根合并煎服，均可。治肾炎浮种及黄疸，小便不利，脚气病，腿脚浮肿，膀胱及尿道炎，小便热痛（古称五淋等）；又治口腔炎（口内烂）、喉头炎（喉咙痛）、妇女子宫炎、白带等。

如果有新鲜西瓜的时候，可吃西瓜汁，及其带有白髓之厚皮，煎汤服，分量不拘。在冬、春两季，可用风干之皮，每日约一两煎汤。

中药店虽有"西瓜翠衣"，但都是削取外层的青色薄皮，效果不可

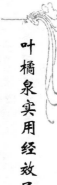

靠。西瓜利尿的成分，在皮内的白髓中，请中药从业同志们注意，夏季多多收集厚皮，晒干待用。如能收集大量厚皮，煎成浓膏，尤佳。

治皮肤病浮肿的浮萍

浮萍在各处河沼水田间很多，是浮在水面上的小植物。叶常三片集生，扁平，倒卵形，上面绿色，有光泽，背面紫色，故又名"紫背浮萍"；下生多数须根，悬垂于水中。此物中药店有干燥品出售。

浮萍治疥疮浮肿（皮肤病性肾炎），可以算为特效药，屡试不爽。

凡因疥疮而发浮肿者，用干浮萍三钱，赤豆三两，红枣四个，煎汤，一日二回分服，大抵一两剂即可见效。

一、编者经验

编者曾遇到一位患严重疥疮病人，拖延经久，而发全身浮肿，气急，小便全无，头昏目暗，几有尿中毒危险。用干浮萍一两，赤小豆四两，木贼草三钱，鲜芽根三两，煎汤一大碗，一日三回分服；两剂后，小便著明增多，肿即减退，共服四剂，大小便畅利，气急平，浮肿全消，饮食增进，继以硫黄油膏遍擦，治其疥癣而痊愈。此外尚有不少的实例，兹不一一备举。总之，本品治皮肤病兼浮肿的，确实可靠，我愿意负责介绍。

浮萍不仅利尿，且有发汗之功。因流行性感冒而起之急性肾炎，突然发浮肿，兼有喘息咳嗽时，用此也同样有卓效；此时宜与麻黄（一日约一至二钱）并用，往往能迅速奏效。

二、民间疗法和古代记载

浮萍煎服，去邪气，止痒疮，利小便，治一切风湿。

脚气，小便不通，浮萍晒干，研细粉，每服一钱，白汤下。

关西地方用浮萍治草疮。（以上见日本《民间疗法与民间药》）

《千金方》：消渴饮水，日至一石者，浮萍捣汁服之。又方：用干浮萍、瓜蒌根等分为末，乳汁和为丸，如梧子大，空腹服二十丸，病三年者，数日愈。

《千金翼方》：治小便不利，膀胱水气流滞；《圣惠方》：治水气洪肿，小便不利，均用浮萍晒干为末，每服方寸匕（约一钱），一日两回，用水送服。

《丹溪纂要》：治身上虚痒，用浮萍末一钱，黄芩一钱，同四物汤煎服。

《古今录验方》：治风热隐疹，用浮萍蒸过焙干，牛蒡子酒煮晒干，各一两，为末，每服一两钱，一日二次，薄荷汤送服。

《十便良方》：治大风疠疾，用紫背浮萍，日干为末半升，入消风散（消风散方：荆芥穗、甘草各一钱，人参、茯苓、僵蚕、川芎、防风、藿香、羌活、蝉蜕各五分，陈皮、厚朴各三分，共为细末）五两，每服五钱，水煎，频频饮服，另以其煎汤洗浴。

《集简方》：治杨梅疮癣，用浮萍煎汤浸洗。

《袖珍方》：治汗斑癜风，用紫背浮萍四两，煎水浴之，并以萍擦之。

《普济方》：治少年面疱，用紫背浮萍四两，汉防己一两，煎浓汁洗之，仍以萍于斑上，热擦之，一日三至五次，物虽微末，其功甚大，不可小看云。

《圣惠方》：治粉滓面默，用小萍为末，日敷之。朱震亨曰：浮萍发汗，胜于麻黄。苏颂曰：浮萍治恶疾疠疮遍身者，煮浓汁，浴半日多效，此方甚奇且古也。

李时珍曰：浮萍达皮肤，能发扬邪汗。世传宋时东京开河，掘得石碑，梵书大篆一诗，无能晓者，真人林灵素逐字辨译，乃治中风方，名"去风丹"。诗云："天生灵草无根干，不在山间不在岸，始因飞絮逐东风，泛梗青青飘水面，神仙一味去沉疴，采时须在七月半，选甚风瘫与大风，些小微风都不算，豆淋酒化服三丸，铁汉头上也出汗。"其法以紫背浮萍为细末，炼蜜和丸，如弹子大，每服一粒，以豆淋酒化服，治左瘫右痪、三十六种风、偏正头风、口眼㖞斜、大风、癞风、一切无名风及脚气，并打扑伤折，或胎孕有伤，服过百粒，即为全，

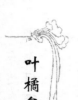

此方后人易名"紫萍一粒丹"。

编者按：浮萍这种民间药，对于皮肤病及发汗、利尿确是可靠的；至于治中风、风瘫等，我们尚无经验，但也值得作进一步研究发掘的。

排脓解毒治心脏病的蕺菜

本品是三白草科之多年生草本，江南各地均有，随处可见，生于庭垣墙脚间阴湿处。吴兴乡间俗称"鸡虱草"（鸡患虱病时，采此草置鸡埘内有效云），日本称"十药"（谓有十种药的功效，故名）。其地下茎（根）匍匐横行，蔓延繁殖，三、四月间初生嫩茎，叶带紫色，有臭气，后变青色，茎高七八寸，叶互生，心脏形，全边，两面有明显的叶脉。夏季梢上抽枝，枝顶生穗状淡绿色细花，穗下有白色花苞四片，宛如花瓣。此草及根虽有臭气，但仍可作菜蔬，故有"蕺菜"之名；因有臭气，故又名"鱼腥草"。

1. 治梅毒及淋病，妇人之淋性膀胱炎、子宫炎、白带下、下腹痛、月经不顺等（包括化脓性的肛门病），既简便又安全，鲜根或干根、叶、茎煎服均可。

2. 治痔瘘，据日本文献称：连服三个月，痊愈者的病例甚多，也有服半月、一月痊愈的（日本田所良吉，《自疗与民间药》）。散热毒、痈肿、痔疾脱肛（李时珍）。痔疮肿痛、脱肛，煎汤熏洗（《救急方》及《永类方》）。

3. 治狭心症（按：狭心症大都是冠状动脉硬化症，有发作性心绞痛），此病发作时，有生命的危险，且现代医药术无良好的药物。

据日本福冈市山畸景氏体验的报道（1940年）称：他的狭心症，服用本品六个月以来，其效验著明，并介绍同病者，均获得救助。（下略）

又：福井县之屋敷常吉氏，亦患狡心症，常常发作，发时呈濒死状态，自服本品与"哈武草"（即望江南）同煎服，得到显著的效能，半年多来，无一回的发作，非常快慰云。

对于心脏冠状动脉病，心绞痛的发作，一个月中服用本品十天，可获预防发病的效果。（以上均见日本筑田氏《家庭看护之秘诀》）

4. 蕺菜置淡竹筒内煨熟，捣敷恶疮白秃。（《大明本草》）

5. 疗疮发背，取鲜草捣涂，痛一两时，不可去草，一两日即愈。（经验方及陆氏《积德堂方》）

6. 治风毒流注，取鸡虱草一握，酒煎服；并云：海宁沈清芝患风毒，穿流五六处，服此即愈。（赵恕轩《本草纲目拾遗》）

7. 此草之叶煮汤洗浴，可预防皮肤病。（日本田所良吉，《自疗与民间药》）

8. 煎汤服，治乳痈、肺脓疡、化脓性中耳炎等（编者经验有效）。

9. 此草之鲜叶，火上烧熟，贴痈疽肿毒，可作吸出药，吸出脓毒。又法：鲜叶一握，草纸包，浸湿，置火灰内煨熟取出，融化似泥，敷伤处，如为弹片伤，其片自然拔出；其他如痈疽肿疡拔脓，均有卓效。此为醴陵鉴约真同志特地自华东师范大学致函编者，谓彼曾亲见日兵治弹片炸伤，用此立愈，后依照此法，无不应手奏效云。

本品的用法：最好用新鲜之根，每日五六钱，捣烂，一日分三次服，或可加些白糖；或用生根嚼食，或用鲜的茎叶约一两，煎分三回服。此物有臭气，据称初服不惯，后来就不觉其臭了。若无鲜草，向中药店买干的也可，干的用量每日三四钱，煎分三次服，但效果不及鲜的好。

本品的成分：含有一种"精油"，具特有的臭气，此精油中有"甲基壬酮""月桂油烯""羊蜡酸"及"月桂醛"等，此外尚含"蕺菜碱"，蕺菜碱有刺激皮肤发泡的作用。

编者按：此草似有变质解毒作用，内服对化脓病及梅毒、淋病等有效；外敷有激惹作用。据称能治心绞痛的发作及弹片伤，但药理神秘，还待今后的研究。

治胃肠弛缓脱肛子宫下垂的枳实与枳壳

枳壳与枳实，为中医常用之药品，中药店有售。相传用以治"痞闷"，一般人认为"消食"药。元时朱震亨妄称"枳实消积，有冲墙倒壁之力"，张元素则称"枳壳破气，虚弱人不可服"，给他们歪曲了该药的作用（中药有不少是被这样误解的），从此迷糊了枳壳、枳实治疗功用的真面目。

实际上枳壳、枳实是芳香苦味的健胃药，治胃扩张、肠弛缓、胃内停水等，似乎对平滑肌有紧缩的作用。

一、编者经验

《金匮要略》云："心下痞，大如盘，边如旋杯，水饮所作，枳术汤主之。"编者曾治胃扩张，胃内停水，心下痞胀、膨满，胃内有振水音（旧称痰饮、癖囊等），小便不利的，依据《金匮》的条文，用枳实四钱、白术四钱煎服，获得显著的效果。此外对于妇人子宫下垂、小便不利、小肠下垂、脱肛等，每用枳壳，常收预期的效果。其中最突出的例子为：此间高诗巷 24 号蔡新民之夫人，年四十七，身体素衰弱，因事到乡间，奔走了较多的地方，忽然尿意频数，小腹酸胀，排尿困难，休息了一两天就好了。回来后又排尿困难，睡卧后较好，从此不能起立多劳动，多走路就要腰酸小腹胀，尿频而排尿困难，经某医院诊断为"子宫下垂"压迫了尿道管的缘故，据说没有什么药物治疗，教她多睡觉，勿劳动，注意营养，或则多吃点维生素类药剂。她因困于经济，环境不许她休息，每天要烧饭做菜，因来我处就诊，我教她专服枳壳，一日量一两，水煎服，只服了三四天，她很高兴地来说，完全好了，想不到枳壳有这样的灵验，现在可以照常工作，已经不感到小便急了，嘱她再服三四剂，至今未闻再发。

二、祖国古代的记载

《圣惠方》：治产后腹痛，用枳实、芍药各二钱。（似乎是取其收缩子宫）

《集验方》：治小儿五痔，以枳实为末，炼蜜为丸服。（似乎包括脱肛在内）

王氏简易方：治老幼腹胀，以商州（旧府名，在广东省）枳壳四两，分四份：一份用苍术一两同炒，一份用莱菔子一两同炒，一份用干漆一两同炒，一份用茴香一两同炒；去四味，只取枳壳为末，即以他四味煎汁，煮面糊为丸，如梧子大，每食后，米饮下三十丸（按：所谓"老幼腹胀"，可能是胃肠无力症）。

《袖珍方》：治产后肠出不收，以枳壳煎汤浸洗，良久即入。

三、近人研究

友人叶心铭医师，用本品的临床病例较多，曾作报告云：友人陈君，患脱肛年余，发作时行动不便，甚感苦闷，偶因胃部不适，自服枳壳若干，翌日脱肛情形顿觉改善，乃渐增其量，连用数日，该疾竟告痊愈。笔者对此颇感兴趣，细检旧籍，本品似无毒性，并载有以枳壳、甘草作"瘦胎饮"者，推测或有紧缩平滑肌之效，亦未可知。后有顾姓妇女，产后子宫下坠，曾以各种方法治疗之，均失败，卧床将两月，不得已姑与枳壳盲目一试，连用五日后，竟得治愈。此后乃采用之作临床试验，数年来先后应用本品者，约有百余例，发现其适应范围如下：

1. 妇人临褥后"子宫下坠"或"膣道脱出"，盖乡间旧式产婆有撮胞恶习，故此症颇为常见，一般疗法除静卧外，或应用"麦角""鸦片酊""司丹司宁坤水"等，其效不彰，往往缠绵难愈。以本品煎服，每日三次，每次 10g，运用五至七日，常有服二三日即恢复正常者。

2. "疝气"俗名"小肠气"，为日常遭遇之疾患，唯大部分患者不愿接受手术，除重症或已愈者，必须施行外科治疗外，余者亦得以本品治愈。用法如前，连服十余日，奏效缓慢时，可渐增至 15g。

3. "脱肛"亦为习见之疾患，成人、小儿均有之，患者排便后每易脱出，深以为苦。可用本品连服十天左右，轻者可愈而不发，即陈旧之重症（老年人居多），亦得改善其症状。枳壳产地有川、江之分，笔者应用者是"江枳壳",为已剖分之干燥市售品,称取 30g(约合已对剖开之市售品二三枚,中药店尚有切片发售,其效较逊),隔夜以热水 300mL 浸渍之,明晨用剪刀剪细后,仍入原液中,煮沸三十分钟,过滤,浓缩到 50 至 60mL,分为三份,每食后取一份,以其味苦,可用糖汤或温开水送服之(下略)。(《中国药物的科学研究:枳壳之新用途》)

编者按:枳实和枳壳,均是橙橘类"枸橘"未熟的果实,原是一物,不过有大小老嫩之分而已,二者的功用相同。枳实在此地(苏州)民间认为"打食药",他们在"消化障碍"痞满胀闷的时候,往往自用枳实一两个,磨细服之,服后能把大便排下来,痞满胀闷因而治愈,这是事实。但所谓"打食""下大便"的效果,其药理作用的机转,是否因于苦味健胃和激起胃肠肌体紧张的后果?则值得我们今后的研究。同时还希望药理学同志做离体肠及子宫的试验,以明是否确有紧缩平滑肌的作用。

利尿治浮肿及尿结石的玉蜀黍

玉蜀黍的"蕊须",为最佳的利尿药,治小便不利、浮肿,不拘膀胱病、肾脏病都好,又可用于糖尿病(小便溷浊如膏,古称膏淋等)。根和叶治尿结石(古称砂石淋),小便痛不可忍者,有卓效。中药利尿剂,应推本品为第一。

用法及用量:雌花柱头(蕊须):新鲜的一日量约一两至一两五钱,干的一日约四至五钱。根和叶:鲜的一日一两五钱至三两,干的一日六钱至一两二钱,用水煎,一日分二三回温服。种子也有效,用量同上。

一、编者经验

本品中药店不备,编者曾于玉蜀黍上市时,收集晒干,常应用于慢性肾炎浮肿的患者,以本品与鲜茅根同煎服,二三回后,小便即著明增多,四五日后浮肿减退。唯慢性肾炎根治不易,有退后复肿者;

只有两例，能坚守肾脏病的常规摄生法，即"静卧""保温""禁忌食盐"，一面持续以本品浓煎饮服，经两月余而治愈。又用于黄疸病，以及原因不明之小便热涩，尿道刺痛，效果最好，大都服一两日即见效。根、叶惜未收集，友人试用，云确有效果，我曾介绍乡村患者，自去采集应用，大抵有效。两例砂淋病人，排尿剧痛，尿中有细砂粒，恰在秋季，当即教他如法服用，一例很快治愈，一例结果不明，病人在平望乡间，因路远无法调查。

中药民间药之临床实验，非有住院设备不可，对于门诊病人，是无法进行统计的。现在人民政府正在各地筹设中医实验医院，将来可以做出正确的统计数字，以定各药的治效。

二、祖国古代的记载

明李时珍云：玉蜀黍根叶，主治小便淋沥砂石，痛不可忍，煎汤频饮。

三、日本的记载

玉蜀黍根叶，为治淋妙药，古来用于淋，尤其是石淋最效。三河口、西尾等处，民间采用雌穗之毛（蕊须）煎汤，代根叶，亦效。（梅村氏《民间药用植物志》）

肾脏病用玉蜀黍种子（苞米）一合，水三合，煎汤代茶，早夕饮服有效；又用种子磨粉煮粥，供食用最宜。（日本主妇之友社编《民间疗法四百种》）

日本有"倍斯精""太卡利定""敌克水托洛扑儿"等利尿新药，都是玉蜀黍蕊的制剂。

四、玉蜀黍的形状

玉蜀黍又名"苞米""御麦""玉高粱""观音粟"等，为禾本科一年生植物。茎一枝直立，高七八尺到一丈余，叶长而大，披针形。雌花与雄花同株，雄花开于茎之顶头，雌花生于叶腋间，穗状，有大苞包被。花柱如长毛状，露出于苞外；果实如梭状，种子粒粒排列如鱼鳞。果实成熟时，黄褐色之花柱（蕊须）仍留在苞间，此物供药用。

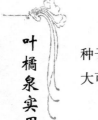

种子供食用，也可作利尿之用；根和叶，农家用作柴薪，乡间很多，大可废物利用。中药业同志应注意多量收集，以备劳动人民临时需要。

镇静神经治痛经的番红花

番红花治妇人因忧郁而来的肝胃气（神经性疾患）、月经困难、月经期腰酸腹痛、乳部胀痛、头痛眩晕、痛经、经闭不下等，确有卓效。

编者的用法是每日三分（中药店出售的"西藏红花"，是湿渍品，包以蜡纸，似蜜渍品状，三分重，不过花蕊三四十条），用开水大半杯，泡浸二三小时，浸出黄色之汁，一日二三回温服。用于痛经（月经期腹痛）、月经困难（经血少而带紫黑色），或因行经期着寒，或由气恼而起的月经不顺或闭止，在经期将临时，服二三回，即可见效（子宫前屈或后屈除外）。但月经过多和怀孕时，不宜用此药。

此外，用于神经性胃病、痞闷、噫气、头痛、头晕等，效果也显著。

妇女更年期（45 至 48 岁之间）所发生的"歇斯底里"，即古称"脏躁病"，为无故的自作悲伤、忧虑、烦恼，甚则抽噎、痉挛，俗称"肝气""冲逆"等，也很有效。又：用于妇女白带下，以及小儿麻疹、痘疮等，有清血、解毒、解热之效。

一、祖国古代的记载

李时珍云：番红花，主治心忧郁积，气闷不散，活血，久服令人心喜，又治惊悸。

王玺《医林集要》云：治伤寒发狂，惊怖恍惚，用本品二分，水一盏，浸一宿，服之即效，此天方国人所传之方云。

编者按：依据古人的经验，可以意识到本品对于"神经"及"血循环"的镇痉和通经的作用。又：古代"天方国"，即亚细亚西南部阿拉伯地方。古人所称之伤寒，可能泛指一般感冒及发热性疾患，本品之解热镇痉作用，就此可见一斑。

二、日本的记载

《日本药局方》有"泊夫蓝酊几"（酒浸剂），用为芳香健胃剂，又用作妇人镇痉剂及通经药。又"泊夫蓝糖浆"，用为百日咳的痉挛性咳嗽及歇斯底里等的治疗剂。

编者按：本品用于百日咳、镇痉、镇咳，确是一种理想的治疗药，惜编者尚少经验，我们今后应展开试用。又日本民间一般用作解热药，治风邪感冒。

三、酊剂及糖浆的制法

假定用番红花 20g（六钱），以饮料酒精（上等高粱酒也可）80mL 冷浸于瓶中，密闭瓶口，约二三日，将其成分完全浸出为止；然后把药渣压榨，把酒滤过，再量药酒得若干，再加入酒精（或烧酒），此时加入蒸馏水也可，使全量成 100mL 即得。这样所制的"番红花酊"，就是含有 20％的番红花酊，将此含量标明于瓶贴上，临用时依此计算。假使我们要每日用番红花 1g 的话，用此酊剂 5mL，三回分服，临时可加适量的温水或糖浆都可。

糖浆的制法更便利，就是用白糖或冰糖 85g，先加入 50mL 之水，加热，把糖完全溶化，再加水到 100mL，用纱布滤过（糖中不免有杂质故），这就是单糖浆，作药水的 调味之用。如果制"番红花糖浆"，可将 20％的"番红花酊剂"20mL，加入 80mL 的单糖浆中，就成为 4％的番红花糖浆了。每日可服 25mL。

四、番红花的形状和成分

"番红花"和"红花"不是同科属的植物。红花是菊科；番红花是鸢尾科多年生的宿根草本。原产于小亚细亚，现在我国西藏、青海等处均有产。其地下的球茎像"蒜头"，也像"水仙"。茎高四五寸，叶细长而尖，像松针。夏秋间茎顶开青紫色而有香气之花，花为漏斗状，雌蕊细长，分歧为三枚，呈深红色，此花蕊供药用。

番红花含有一种色素，名"番红花素"，另有一种"苦味配糖体"无色结晶，分解后变为"番红花油"及"糖"，此外尚含有少量的"精油"。

127

本品移植，须用地下的球茎，一颗最大的球茎，开花最多二三朵，一花只取此三条花蕊作用，故价值较贵。

本品中药店有售，他们叫"西藏红花"，原名"泊夫蓝""撒法郎"，撒法郎是"泊夫蓝"的音译，名见李时珍《本草纲目》。

治痈疔脓毒赤痢的野菊花

野菊花治痈、疽、疔疮及各种化脓病，为功效非常良好的解毒药，内服、外用都好。又治下痢腹痛、下脓血（赤白痢），有显著的止痛、止痢之效。

用法及用量：花、叶、嫩茎或根，都可作药用。花、叶内服，鲜的每日六钱至一两，干的三钱至六钱；茎及根，鲜的八钱至一两二钱，干的五钱至八钱（分量重些也不妨），用水二碗，煎至一碗，一日三回温服，可加些热黄酒以助药力（不用酒也可）。外用酌量，煎浓汤，去渣，滤过，作洗剂；或用纱布浸此汤，敷包患部，干则换之。

一、编者经验

编者前在农村时，曾见一农民，患手背蜂窝织炎（他们叫"手发背"或"手背疔"），肿痛颇剧，发高热，经老乡介绍，采野菊花煎服，并用渣敷手背，不过三四天，肿痛竟全消退了，当时觉得很神奇。后来看到本草书上早有这样的记载，引起了我的兴趣，所以遇到化脓的患者，常介绍他们内服或外用。苏州一陈姓小孩，两腿患脓疱疹，来势迅速，蔓延极快，脓汁粘连，既痒又痛，经某医院用"磺胺药膏"及"龙胆紫"等均无效；我介绍他试用野菊花煎汤洗，只洗了两三次，确有"一扫而光"的功效。野菊花竟有这样惊人的效用，在我的大脑皮质间印象最深，因此，我把它当做"雷佛奴耳"溶液的代用品，对皮肤化脓病、浅溃疡等，常介绍用此汤浸纱布作罨包，大都能收良好的效果。

曾忆"抗日"期间在农村时，用此药治疗"腹痛、下痢脓血"，疑似赤痢患者数人（农村无化验，且无西药），都获显著的功效。当时农村条件非常困难，不但无西药，也无中药，我是口头介绍的，由农友们自己往田野采集，其时在初秋，野菊花未开花，只采其嫩叶，也不称分量，估计每日的用量，约在三四两之间，浓浓地煎服，他们不怕苦，只服二三回，腹痛即止，连服二三天，下痢也好了。这种确有实效的民间药，真是我们劳动人民的恩物，在农村里应用最适宜。在都市里适用民间药的机会比较少，一则中药店大都不备"野菊花"，觅取较不便；二则新药多，像化学制剂"磺胺类"等服用又便利，除非新药没效时，一般人心理都不欢迎试用民间药。今后还望医药工作同志们作进一步研究，阐明其效力，改进其剂型，或许不输于新药化学制剂吧。

二、日本的记载

《民间药用植物志》云：秋月摘其花，晒干收贮，临时用酒服，治痈、疔、瘰疬，将其煎渣敷之，有效。

日本村上氏，药理的《生药学》云：野菊花为变质药，治痈、疔及颈淋巴结结核，并治霍乱腹痛，又为创伤的防腐剂。

编者按：日本民间药的应用，大都是根据我国古代经验而来的。

三、祖国古代的记载

陈藏器：调中，止泄，破血，妇人腹内宿血宜之。

李时珍：治痈肿疔毒、瘰疬、眼息。

《医学集成》：天泡湿疮，野菊花根、枣木煎汤洗之。

《瑞竹堂经验方》：瘰疬未破，野菊花根捣烂，煎酒服，以渣敷之，自消；不消亦自破也。

《孙氏集效方》：痈疽、疔肿及一切无名肿毒，野菊连茎捣烂，酒煎，热服取汗，以渣敷之，即愈。

《卫生易简方》：治同上，用野菊花茎叶、苍耳各一握，共捣，入酒一碗，绞汁服，以渣敷之，取汗即愈。

赵恕轩《本草纲目拾遗》：城头野生菊，明目，去头风、喉痹、疔毒、凉血，取枝叶，鲜者生捣，罨疔疮，并服其汁，兼治蛇咬、瘰疬、梅疮、眼息；煎洗天泡疮，亦效。

《百草镜》："金铃菊"洗风火眼，止热泻；捣罨一切肿毒，诸虫咬螫，有效。

编者按："眼息"殆即眼睑麦粒肿，或泪囊炎等化脓症。"城头野生菊""金铃菊"，即野菊花的别名。

四、野菊的形状和成分

野菊为菊科植物之野生而花小者，我国各地田野、道旁、篱边，随处自生。枝高三四尺，叶有深缺刻及细锯齿。秋后枝梢开黄色小花，头状花序，形圆呈粒状，故有"金铃菊"之称。味苦，不若家菊之有色白、味苦带甘者，故有"苦薏"之别名。

其全草中含有"精油"，主成分为"樟脑状结晶"及"炭化氩"。（见刘米达夫《邦产药用植物志》）草之色素为"野菊青苷"（Anthocyanin）；花之赤色部分含有"菊色素"（Chrysanthemin）。（见陶汝强、伊博恩合著《本草新注》）

降血压治瘰疬痈疽的夏枯草

夏枯草我国随处有生，中药店也有出售，价极廉，功效殊神秘，现代科学尚不能完全解释，药性和平，多量内服，也无妨害，可为劳动人民的家庭良药。

功能治瘰疬（俗称"疬子颈"，古时或称"瘿瘤""马刀"等，其中包括有"结核性淋巴核肿""化脓性淋巴炎"等在内）及鼠瘘（俗称"偷粪老鼠"，殆包括"肛门结核""化脓性肛痈瘘管"等在内），以及其他化脓痈、疽、疮、疖等，非常好。又治淋病、尿道炎、妇女赤白带、高血压，腺病质小儿之虚热。

用法：花、叶、茎根，都可供药用，新鲜的全草，一日量二至四两，干的五钱至一两五钱，用水二碗，煎至一碗，二三回分服。

一、祖国古代的记载

《神农本草经》云：夏枯草治寒热瘰疬、鼠瘘、头疮，破癥，散瘿结气，脚肿、湿痹，轻身。

薛己《外科经验方》：治瘰疬马刀，不问已溃未溃，或日久成漏，用夏枯草六两煎服；虚甚者，则煎汁熬膏内服，并外涂患处，兼以"十全大补汤"加香附、贝母、远志尤善。此物生血，乃治瘰疬之圣药也，其草易得，其功甚多云。

《简要济众方》：治肝虚目珠痛，至夜则甚，羞明怕光，夏枯草半两，香附子一两，为末，每服一钱，腊茶汤调下。

《徐氏家传方》：内服治赤白带。

《卫生易简方》：治扑伤、金疮，用夏枯草捣烂外敷。

《乾坤生意》：治汗斑白点（殆系汗疹脓疱等类），用夏枯草煎浓汁，日日洗之。

二、前苏联的先进经验

夏枯草的水浸出物，能持久地使血压下降，和使不愉快的自觉症状消失，效果不弱于茺蔚（益母草），并较"织草素"为强云。（《苏联医学》第 7 年第 6 期，1951.6.2，夏斯原著，原文载《医士与助产士杂志》。许邦宪译，见医药学）

三、日本民间应用

治瘰疬子宫病及眼病，有效。

又：松萝、夏枯草等分，加少量甘草煎服，治淋病，有效。（以上见梅村氏《民间药用植物志》）

治瘰疬，用夏枯草十两，放瓷器中，加上等酒浸一日夜，去草；另用鲫鱼三尾，去肠杂，鱼腹内放生姜少许，以及贝母之叶茎三钱，捣汁（无叶茎则用贝母代）；再用昆布卷裹，置前述之酒中，文火煮之，俟酒干食之，有特效。（日本民间药诸书均有此记载）

四、夏枯草的成分

全草含有"精油""酯"、大量儿茶类鞣质、化学成分不明的"苦味质"，以及"生物碱"、水溶性无机盐类"钾""氯"等。

五、夏枯草对细菌的试验

据刘国声研究：夏枯草的抗生力，对赤痢菌、伤寒菌、大肠菌、变形菌、鼠疫菌、肺炎菌、人型结核菌，以及其他细菌，都有杀菌作用。（《中华新医学报》，1.4.286。1950年）

六、夏枯草的形状

夏枯草为唇形科多年生草本，江南各处田野，到处皆有产生。茎方形，一枝直立，不分枝，高七八寸到尺许。叶长卵形　有柄对生，叶与茎俱有毛茸。四五月间，茎顶开穗状花，花冠唇形，淡紫色或白色，花冠轮生于穗上，分数层，如塔状。至夏六月则早枯，故名"夏枯草"。

外敷消水肿的石蒜

石蒜别名"一枝箭""重阳花""老鸦蒜""蟑螂花"等，自生于山地原野间，为多年生宿根草本。叶如韭菜而略大，亦像水仙花叶，根像水仙根。在秋季约当重阳之间，由根抽花茎，一枝直上，梢头开出红色伞形美丽之花；此时没有叶，花萎后再生叶，自冬至春，夏季则枯腐，叶枯后，再抽花茎，在秋季再开花。此花供观赏，在花圃或田野常看到。其地下之球根即"石蒜"，为有效之药物，但中药店向无出售。

石蒜球茎中之有效成分和西药"吐根碱"同类，为强力之祛痰剂，又可作阿米巴痢疾之治疗剂。日本武田出品之"灭痢仁"，即石蒜中抽出有效成分的制剂。

石蒜根内服，因其具有强烈的毒性，民间不能应用；但外用与"蓖麻子"同捣烂，包于脚底，治水肿、腹水（俗称水鼓胀），据称有奇特之妙效。

用法：石蒜球根大者一个，小者二三个，蓖麻子（此物中药店有的）七八十粒，共捣烂，摊于纸或布片上，贴两足脚底，用绷带布包裹之；贴后大约十小时，水即从大小便而下，一日换贴两回；连贴四五日，全身之水肿都从大小便而出。若连续用七天，病尚未退，则应中止，休息七日再贴。

主治：肾炎、肋膜炎、腹膜积水、脚气之水肿，以及其他各种原因之水肿、腹水，都有不可思议之效云。

据日本筑田多吉称：此法与两足跟灸法同时实行，效果更好，他的治验实例也很多，原书"读者之声"栏，用此法治愈的病例，都是确凿有据的。

编者按：因都市不易找到石蒜根，此法我仅试过一人，适一乡友患水肿，教他自己去觅石蒜，我则赠予蓖麻子，据称贴包后，小便确增多，水肿较退；因只掘得两个石蒜根，敷了一回没有了，后以他药治愈。

这方法我想是可靠的。蓖麻子在《本草纲目》上早有记载："捣敷头顶，能治子宫下坠，敷足心，能催生，下胞衣。"这样的用法和作用，虽似乎神秘而难以理解，但其中或有合于科学的原理，却值得我们作进一步研究。

治咳嗽利小便的车前

"车前草"我国各地有的，到处路旁自生，俗名有"观世音草""打官司草""牛舌草""虾蟆衣"等。此物中药店亦有，其全草及种子都可作药用。

车前草为著名之利尿剂，原是最普遍的一种民间药。我们大家只知它是利小便的药草，其实它是尿道缓和药，治尿道炎、膀胱炎之小便涩痛，效用最显著。因本品有黏滑性，能缓和刺激。此外又能止咳嗽，用量每日六钱至八钱，多用也不妨，作煎剂，二三回分服。

"车前子"治气管炎及小儿百日咳，成人每日四至六钱，与甘草一二钱同煎服，价值极廉，效用甚佳。

车前草中合有尿道消毒的成分为"桃叶珊瑚碱"（Aucubin）及"车前子碱"（Piantagin）。车前子中含有"黏液""琥珀碱""腺素"

"胆碱"及"车前子酸"（Piantenolsaure）等。"车前子碱"能亢奋分泌，使气管及消化液之分泌增加，作用于呼吸中枢，使呼吸运动缓慢深长，故呈显著之镇咳作用。关于利用利尿作用，据经利彬氏之报告，内服车前子煎剂，证明有利尿作用，不仅增加水分排泄，对于"尿素""氯化钠""尿酸"等排泄，也同时增加云。

本品物虽微贱，治咳嗽，利小便，效力确实而伟大，确为我国广大劳动人民自己的良药，任何偏僻地方，都可取到。不拘何种的咳嗽，肺病咳嗽也有效，或小便不利的，均可广为利用，勿以平易而忽视。

止血止痢治口腔炎喉蛾的石榴

石榴子肉榨汁，加冰糖，制成糖浆，用治口腔炎（口内烂）、扁桃腺炎（俗称乳蛾）、咽头炎（喉咙痛）等，效果极好，用以含漱或内服均可。本品为极佳之清凉解热解渴剂，兼有收敛作用，其果汁中合有枸橼酸、转化糖、维生素 C 等。此物我国各地有产，价值低廉，收集干果，临时去皮榨制，以供应用，甚佳。

石榴果皮制成黑烧，治单纯性肠炎下痢及肠出血，功效极准确，每回三分至六分，食前温水送服，一日三回，伤寒肠出血亦可用。

石榴果皮煎汤服，不但能止久痢及肠出血，同时能驱蛔虫与绦虫，用量每日三至五钱，煎分二回，食前服（驱虫效力，果皮不如根皮强，但石榴根皮多服易中毒，民间不宜用）。

石榴花焙干，研细粉，外用止血有特效，凡刀伤，作撒布剂，鼻血则吹入。内服每回三至五分，为止血剂。石榴花与侧柏叶各三钱煎服，止一切吐血、下血、妇人子宫出血，非常灵效。

黄疸良药茵陈蒿

茵陈蒿是一种常用的中药，各地药店均有售。药材市场分"绵茵陈""西茵陈""铁梗茵陈"等许多种类，这是以产地和品质来分的；我们取其茎梢之细叶带青色而绵软者为佳。茵陈在秋季收集，则茎梢带有细花与果实。

本品为著名之黄疸治疗药，不拘卡他性黄疸、肝胆病性黄疸，均有卓效。

用量：大人每日四至六钱，煎浓汁，一日二三回分服。如患者大便秘结时，本品和大黄一两钱并用（或用本品煎汁，溶化玄明粉四钱，亦可），更佳。

又：茵陈蒿五钱，生栀子三钱，生大黄二钱，三味煎服，为治黄疸之著名古方，名"茵陈蒿汤"。凡黄疸病初起即用此方，确有惊人的效果，不可忽视。

茵陈蒿的成分：全草中含有"精油"，其精油中之成分为"B-二环萜"（B-Pine）、"茵陈香精"（Capillen）及"结晶性酮类"。果实中合有"茵陈素"（Dimethyla 即 Dime thylaes-Culetin）。

用本品之浸出液，注射于犬体内时，有显著之胆汁分泌亢进及肠蠕动抑制等作用；在果实中抽出之"茵陈素"，与水浸液完全呈同样作用。

编者本人曾患卡他性黄疸，只用茵陈一味，连服三日即退，因嫌其味苦，故与红枣同煮。欲求其效速，每日用至一两，服后小便显著增多，毫无其他副作用。此外并曾介绍患者多人应用，均获著效。

茵陈蒿的治疗作用，已由古代实践的经验与现代科学的研究完全结合了。

治头痛的白芷

白芷治偏头痛，以及感冒头痛、齿痛、各种神经痛，确有著效。

用法：取中药店之白芷片三钱，煎去渣，分二三回服，或研细粉，每服一钱，一日三回，用荆芥穗三钱，煎汤送服，治偏头痛及神经痛，大抵二三服，即见效。

若用重分量，则有促进子宫收缩、催生及通经作用。

治一切重感冒，头痛、鼻塞，用白芷三钱，甘草一钱，淡豆豉四

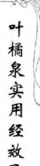
钱，葱白一两，生姜二钱，煎汤一碗，乘热顿服，盖被静卧，往往汗出而愈。

本品除镇痛作用外，尚有止血之功，凡妇人赤白带下，以及肠痔出血（大便下血）、尿血等，可用作内服剂；刀伤出血、鼻衄、痔肿等，可作外敷剂，或浴汤料，效果均佳。

头痛眩晕，用白芷研粉，蜜丸，荆芥煎汤送服，每回一两钱，奇妙不可思议。

妇人产前产后之头痛，白芷粉六分，茶汤送服，有妙效。（以上四方见日本《民间药用植物志》）

《唐瑶经验方》：用白芷五钱煎服，治难产。

白芷的成分：含有"白芷酸毒素"Angelieotoxin）及"精油""树脂"，尚有"水解胡萝卜色素"（Hydrocarotin）、"白芷酸"（Angetic acid）等。

据动物试验：白芷毒素小量则兴奋延髓之呼吸中枢、血管舒缩中枢及迷走中枢，对脊髓亦有兴奋作用；大量则发生强直性痉挛及间代性惊厥，终则麻痹。

镇咳平喘的南天烛子

南天烛我国江南各地有产，大都种于庭园间。树高三至五尺，其叶凌冬不凋。种子为小球形，红色颇美丽，品种甚多，有种子黄色的，亦有白色的。南天烛子中药店有备，入药相传用白色种子，实际上不拘红、黄、白色，都有效。

"南天烛子"治喘息及小儿百日咳，为有效的镇咳平喘药，成人每日一两钱，煎汤三回分服，小儿依照年龄递减。

又：治重伤风咳嗽，喉痛声嘎，也有效，用量同上。

日本美作边地方民间，用南天烛子治喘息，每天一粒，一个月全治云。（梅村甚太郎，《民间药用植物志》）

南天烛子之有效成分为"南天烛碱"，据刈米达夫之研究，谓与

"吗啡"有相似之作用，提取其成分，可作"可代因"的代用品云。（《药业往来》140号，代用生药之话。1941年）

南天烛子作黑烧，治小儿抽风有效。又：用其叶煎服，可治小儿腹痛云。（《民间药用植物志》）（按：该书不注用量，因本品所含之"生物碱"有麻醉作用，故用量宜谨慎）

改善体质的青大将

（一名乌蛇，或称乌梢蛇）

青大将即"黄额蛇"之一种，中药行有售，名乌梢蛇。将此蛇烧存性，用作强壮药，对于腺病质、肺结核病人衰弱时，神经衰弱、中风后神经麻痹等，有显著功效。日本有"缟蛇"黑烧，据说治"结核病"很有效。

编者按："缟蛇"又名"菜花蛇"，也是黄额蛇之一种；"黑烧"就是我们的"烧存性"。

烧制法：向药材行选买大的"青大将"（此物大小不等，选大而肉多的，功效较好），切成寸余长的小段，放入黄泥罐中；用酒瓶头泥加水槌烂，封固罐口。将罐置炭火中，煨二三小时（在煨的中间，如有臭气发出时，罐上必有裂隙，须用湿泥修补，以免窜入空气而发燃烧），取出待冷，打开，以里外通体乌黑光亮、成炭样时为度，研成细粉，密贮瓶中待用。（如不会照此样做，可托中药店用老法瓦上焙燥研粉即可）

用量：成人每回二三分，一日三回，食后开水送服；或装入胶囊（西药房有售），或用炼蜜做成丸药吞服都可，小儿依年龄递减。

治淋巴腺结核（瘰子颈），以及肺结核之微热盗汗，身体衰弱甚时。又腺病质的小儿，血色不良，身体衰弱，容易伤风，时常发原因不明之热，颈项间常有小核，用手指摸得到者。中风后半身不遂，或四肢有麻痹感觉。神经衰弱，头眩耳鸣，指头时冷，或有麻痹感者，均可用之。

知友张君之独生子，七八岁时，身体非常娇弱（腺病质），时常伤风咳嗽，每于夏季则发原因不明之热（37.5℃至38℃），消化不良，动辄泄泻，鱼肝油、钙片等成为此儿怀中的常备药，终究无效。经劝其试服"青大将黑烧"，连服两月余，其体质获得改善，和从前大大不同，颈间的小核不知不觉没有了；以前吃了油腻荤菜就要泻，现在能吃肥肉了，偶然着了凉，也不伤风了，第二年夏季也不发热了。从此不但健康增进，其抵抗力亦提高了。

一慢性肋膜炎兼患肺结核的青年，加之神经衰弱，频度梦遗，因忧虑恐惧而致消瘦更甚，每日下午有微热，常常失眠，每次来我处求诊，有惶惶不可终日的情况。我除了恳切地解释，给予精神安慰外，一面介绍他服用本品，并将我所知的，曾由此药治愈的几多病例，详细地告诉他，劝他专服此药。他如法炮制，耐心服用，经过一个月的期间，梦遗止了，睡眠安了，微热也消除，食欲增加了；继续服用四个月后，身体健康大增进，X光透视，肺结核已钙化了，肋膜炎也愈着了。此病的向愈机转，精神治疗虽有部分帮助，但健康的改善，不能不归功于"青大将黑烧"吧！

知友某君，业医，居于乡镇，初起像重症流行性成冒，强烈的头痛，遍身痛，发高热、咳嗽，三四日通宵不眠，疑为肺炎，注射"青霉素"及"链霉素"十多瓶，热退了，急性病症消退后，休息了十多天，饮食睡眠都照常了；起来试步，觉两足麻痹，勉强行动，屡次跌跤，两手也感到麻痹。此时血压并不高，什么原因呢？莫明其妙，和我通信，我劝他试用蛇肉，并不做黑烧。当时用的是"蕲蛇"，我代他向苏州药材行批购的，他们（药材行）叫"蕲蛇鲞"，但不是盐渍的，而是石灰器中干燥的"蛇干"。把它研成细粉，装入0号胶囊中，每回服三只（约有六分重），一日三回，连服了很大的两条；第二条是用烧酒浸了饮服的，他的病也完全好了。

编者的看法：以为"青大将"和"蕲蛇"，或其他"反鼻蛇"（就是蝮蛇）、"缟蛇"等，功效大抵差不多，不过"乌梢蛇"价最廉；"蕲蛇"和"反鼻"价较贵，也许效力强一些而已。

治肠胃出血的地榆

地榆是一种植物之根，中药店可以买得到。本品是国药中头等有效的止血药。

治胃肠出血（呕血、便血）、肠痔出血（古称肠风）、妇女子宫出血（崩漏）、赤痢等，成人用地榆每日三四钱，煎汤一杯，二三回分服。或地榆研细粉，做成丸药，或装胶囊，每回三至五分，一日三回，温水送服，功效非常可靠。本品治胃肠黏膜之溃疡出血最适宜，如胃溃疡之吐血、肠溃疡之便血以及内痔出血，效果更确实。编者曾治慢性阿米巴之肠溃疡便血及内痔便血等，用地榆一两，煎浓汤一杯，滤过，加温至与体温相等，用玻璃水节（灌肠器）作保留灌肠，每日两回，每回 60mL（用 30mL 的玻璃管，轻轻灌入两管于肛门内，不致排出，此项玻璃管，药房有售），大抵二三回后即止血；内痔出血，连灌数天，也可很快治愈。因大肠下部之出血，灌入药汁，比内服更直接，效果更可靠。

胃溃疡内出血，有的呕血，有的下黑色粪便，用地榆四钱，甘草四钱煎服，不但止血，且能减轻胃痛。妇女之慢性子宫出血，或月经过多，经潮时下血块，用地榆、艾叶、阿胶各三钱煎服，在经潮期前数天服数剂，可收显著的效果。煎汤外用，洗痔疮肿痛和出血，也非常好。焙燥研细粉，可作刀伤止血药；用生鸡蛋白调涂烫火伤，亦妙。

地榆的成分：地榆根中合有"地榆皂甙"（Sangulsorbine――Saponin）、"黄色素母酮"（Flavone）、"鞣质"（Tannine）、"糖分"等。

治骨结核的呷蛇龟

呷蛇龟原名"摄龟"，俗称"克蛇龟"。形状与普通乌龟相同，唯躯干较狭，尾较长，腹甲小，中间有横断痕。前后之腹甲能自由开阖，相传能"呷蛇"，故名。

用本品烧存性，民间相传用以治流注、附骨疽、阴疽等，黄酒冲

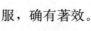

服，确有著效。

编者按：古时所谓"流注""附骨疽""阴疽"等，大都是"结核性脓疡"之类，也可能包括"癌肿"在内。

编者曾亲见数人，服用此方治愈，大抵以年龄幼小者，效果更好。有黄姓儿童十三岁，其父患结核，该儿有遗传因素"腺病质"，一天偶因跌跤，疑其损及足踝，右足踝关节酸痛肿起，不能走动，后来左髋关节也酸痛肿起了，中医外科称谓"虚损流注"，最后右踝部流脓了，脓水稀薄，不能收口。病了将近 1 年，两处都流脓，成了瘘管，不收口。有人传给他丹方，即用"呷蛇龟"烧存性，吃了两只（他是另有中药黄芪、党参等，做成丸药吃的），居然慢慢收口痊愈了。

又：友人费新我（书画家）先生之子，15 岁，患脊椎骨结核，已数年，做过石膏绷带，也无效；脊椎骨已曲突，终日僵卧帆布床中，最严重的时候，吞咽都不能，呼吸急促，虚汗潮热，骨瘦如柴，十分可怜，某大医院及专科医师都宣告绝望了。费君于无可奈何中，接受我的建议，试服"龟黑烧"，买了许多生龟壳（向渔人买的，已经剜去肉的背甲和腹甲），我代他做黑烧，研细了做丸药吃的，不加他药，即用红枣肉做成丸，一次、二次、三次地给他烧，总计烧了生龟壳不下数十斤，陆续地吃，到现在（写稿时）还在吃，病已经大好了。病儿背脊虽像驼鸟状，但肌肉长了，可以天天起床跑动了，有时和邻人下下象棋，唱唱歌，这样显得他的骨结核是停止进行了。

其他骨结核，用呷蛇龟治好的也不少，据此间（苏州）疡科医生陈明善称：他常用此丸药（他特约某药店，用呷蛇龟烧存性，搓成丸子供应病家的），医好的流注病例却有不少。

编者认为"呷蛇龟"和"普通龟"，效用大致差不多，或许略有强弱而已。这些黑烧的治疗作用，我们可以想象得到的，似乎是"钙质"，但也不能肯定此外没有其他的有效成分，实际试用的结果，显著的比"葡萄糖酸钙"功效好得多。因此物价极廉，渔民把龟肉吃掉了，"龟腹板"有的卖给中药店，"背壳"往往抛弃了。其实"腹板"和

"背壳"一样有用的，对于结核，尤其是骨结核的治疗，大可利用。

又：日本民间疗法有"鳗鱼"黑烧治肺结核的记载，我们还没有试用过，大致也有效用的。鳗鱼原是富含蛋白质、脂肪、胶质及维生素 A 等营养成分的，虽然制成黑烧，或许还有其他的强壮作用，也是值得试用的。

治蛔虫的楝根皮与使君子

楝树为落叶乔木，我国各省有产，又名"苦楝"，药用称"川楝"，但产地不限于四川，本地产的也有效。树高数丈，其叶为羽状复叶，叶旁有锯齿，在夏日开花，淡紫色。果实为椭圆形，冬季成熟呈黄色，即中药店发卖的"金铃子"，又名"川楝子"。花及果实、树皮、根皮都可作药用；根皮驱蛔虫的功效最佳。

采新鲜楝树根皮洗净，刮去外面表皮，切细，四岁以内儿量每日一两，五至七岁者一两三钱，八至十二岁者一两六钱，十三至十六岁者二两，成人每日可用三两（以上是鲜的）。用水煎浓，去渣，一日两回温服；小儿可略加白糖，溶化后服之。本品本有轻泻作用，服后不必另服泻药，治蛔虫及钩虫均有效，服后快的大约十二小时内排出蛔虫，慢的在五六日后排出，故服用此药一剂后，可隔一星期再服一剂。

本品服后虽偶然有头昏、思睡、面红、恶心、腹泻等副作用，但很快就消退，千万放心，决无意外的危险。

楝子治皲裂有卓效，取楝树子（中药店可买到，名"金铃子"）火上烘熟，揉搓其汁，涂患处，或用黄酒煎汤，洗患处。（《日本民间药用植物志》）

一、祖国古代的记载

《本草纲目》云：金铃子治蛔虫心腹痛，身热，四肢冷（亦称"热厥心痛"），又治癫疝肿痛（睾丸炎肿痛），用金铃子三钱，炒燥去核，研细，温黄酒调服。

又云：楝树花炒燥，铺席下，能杀蚤虱；楝树叶三四钱，酒煎服，

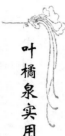

治心腹痛及阴囊疝痛。

《集简方》：楝树皮刮去外面青皮，用里面白皮二两，用水煮汁，另用鸡蛋一个，敲入此汁中，煮十分钟（鸡蛋去壳），空腹时专吃蛋，翌日蛔虫即下，树皮或根皮均可。

二、近人研究

楝根皮治蛔虫，据上海广慈医院儿科王德芬医师等临床实验报告：临床病例35人，分四组：第一组4人，用树皮与根皮混合煎服，3人于服药后十数小时内，共排出蛔虫二三条。第二组25人，专用树皮煎成100％及200％（即100g皮煎成100mL，及200g皮煎成100mL）两种：服量照每体重1kg用3g、6g、9g、15g四等用量，最轻3g者，排虫1至4条，最重者亦不过1至5条。第三组9人，用根皮作100％煎剂，服量每体重1kg用2g、3g、6g三等，体重1kg用2g者，排出8条，3g者排虫14条、52条，6g者亦不过2至8条。第四组3人，用树皮及根皮对照试验，均用100％煎剂，一人服树皮煎，每公斤体重3g者，排出蛔虫1条，后用根皮同分量，排出14条；一人先用树皮煎剂，每公斤6g，无虫排出，后用根皮同分量，排出2条，其余一人，服两种煎剂，均无虫排出。服药数日后，再验大便，均仍有虫卵。事后统计，用树皮者效率为36％，用根皮者效率为78％，树皮、根皮合用者为75％；但头昏、面红、恶心等副作用，根皮较重。其结论谓：

1. 树皮和根皮都有驱虫效力，效力以根皮为著，药效达到78％。

2. 用量：根皮以每公斤体重4g，似最适量。

3. 服药方便，无严重之副作用，肾炎及伤寒初愈，皆可无忌。

4. 与"山道年"及"六烷雷锁辛"比较，此二种是新药精制品，治蛔效力可达到80％，本品是粗制煎剂，亦有78％驱蛔效力，确值得重视。况楝树很普遍，采购便利，当此全国大建设，自力更生之际，提倡国产，尤为中国人民之天职。（1952年，第6期，《内科学报》）

三、使君子

使君子驱蛔虫，功效也可靠，这是大家公认证实的。本品炒熟后，味美而香，小儿喜欢吃，等于吃花生肉。使君子肉中药店可买到，价值低廉。

用量：小儿每岁每次 2 粒，一天吃两次（4 粒），炒香后令儿嚼食，连吃三天，大抵第二天有蛔虫排出。吃使君子后，有的偶然有打呃忒的副作用，如果打呃忒，暂停此药就会好，或改做每天吃 2 粒，也好。（注意！如果小儿时常腹痛，贫食、肚大、睡中磨牙齿，或鼻孔发痒，常用手指去挖鼻孔，或则常常发惊搐等，多半是蛔虫的缘故。如果呕吐或大便时，见有蛔虫排出者，就可给他服二三天，当有虫排出来。即使没有上面所说的现象，对于小儿，每隔半年，吃两三天使君子肉以驱蛔虫，等于来一次肠内大扫除，可预防蛔虫，保证小儿健康）此项民间药，既无毒性，采购服用均便利，这是值得向人民大众介绍的良药。

泻下治水肿的牵牛子

牵牛子中药店有售，是牵牛花之种子，习惯上分黑牵牛子（黑丑）、白牵牛子（白丑）两种，效用相同。

治浮肿性脚气，大便秘结者，用黑、白丑焙燥，研细粉，赤小豆煮汤送服，每日一回，一钱至二钱，以泻下为度；大便泻下后，将牵牛子粉之用量减轻至三分之二或二分之一，仍每日一回，赤小豆浓汤送下，往往显惊人之效果，脚肿很快消退，麻痹即轻松。因牵牛子不但通大便，且有利尿之功，不仅治脚气之肿，对于其他原因的腰部以下之水肿，效果都可靠。

治各种浮肿，小便不利，大便不通者，用牵牛子、茯苓等分，共研细粉，每服一钱，一日三回，红枣汤送服，以大便轻泻为度；如不下，用量略加重，大抵服数日，即可见效。唯牵牛子之有效成分在内面白色粉中，用生药连皮研细，因种子有老嫩，皮有厚薄，功效和用量，很不容易得到标准，故古时每称"黑白丑研粉，取头末"，此即取初头筛下之细末，即去皮不用的意思。但在服用临时，斟酌用量，总

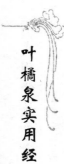

以取得轻泻为度。

据吴云瑞等之试验：黑白丑对于蚯蚓、猪蛔虫和蚂蟥等，证明有杀虫功效。（《中华医学杂志》34卷10期，国产治虫药的药理作用）

本品又能驱蛔虫，凡小儿虫积，腹胀痛，用牵牛子粉二三分（并须依年龄、体重，临时斟酌，亦以服后轻泻为度），与使君子肉（用量见使君子项下）同服，效果比单用使君子更好。

编者曾看过一例腹水及下肢浮肿、大便秘结的患者，以黑白丑各二钱，大腹皮三钱，商陆一钱五分，红枣十个，煎服二三剂，获得意外的效果。因此人经济很困难，病已很久，无力医治，我介绍这经济疗法，他很感激，服了二三剂，很快大小便畅下，肿胀随而消退了。这当中虽不免有精神上的帮助，但牵牛子的泻下作用，也有一定价值的。

一、日本的记载

白花牵牛之种子，供下剂之用，治脚气，用冷水吞服，或研粉为丸，每日六钱，用黑大豆煎汤送服更佳。

治痛散：用木通一钱，大黄一钱，白丑三钱，升麻二钱，槟榔五分，共为细末，每服二三钱，白汤下，治痛风、风湿、风毒、肿痛等，有奇效；但服药之前晚，须吃稀粥，当日应忌饭食，稍饮米汤。（以上均见梅村甚太郎《民间药用植物志》）

牵牛子含有树脂状配糖体，即"牵牛子脂"2%（此即泻下成分），脂肪油11%。此牵牛子脂与"药喇叭根"（西药原料之一种，又名泻根）所含之成分相似，可作药喇叭之代用品，用作峻下药，每回用粉末（精制之粉末0.5至1.5g；若作缓下剂，每回0.2至0.3g）。（刘米达夫《最新生药学》，1949年版）

二、祖国古代的记载

葛洪《肘后方》云：风毒脚气，按之没指者，牵牛子捣末，蜜丸如小豆大，每服五丸，生姜汤下，取小便利为度。

河间《宣明方》：治水蛊胀痛，用黑白丑头末二钱，混合于大麦面粉中，作烧饼烙食。

《圣惠方》：治水气浮肿，气促，坐卧不得，用牵牛子二两，微炒捣末，以乌牛尿浸一宿，平旦入葱白一握，煎十余沸，空心分二服，水从小便出。

他如《千金方》用治水肿，尿涩；张子和《儒门事亲》用治诸水饮病；《医方捷径》用治阴阳水肿；《普济方》用治湿气中病；《圣济总录》用治小儿肿病等，不一一备举。

总括来说，本品对于水肿，古代的实践经验，有不约而同的记录，实在是很多的。不过古时的用量和用法，是原始的、粗率的，还待我们医工从临床上来确定，同时也应该把它确定规格，去壳取粉，才易订定用量标准。

编者按：本品既有泻下作用，又有利尿之功，凡水肿便秘而体壮实者，用之有确效。

神经衰弱的强壮剂淫羊藿

淫羊藿又名"仙灵脾""千两金""放杖草""弃杖草""三枝九叶草"等，中药店有售，是小檗科多年生草本。凌冬不凋，生于山野，茎高不足三尺。叶为掌状复叶，由九个小叶而成（一茎三桠，一桠三叶），小叶为长心脏形，左右两片不相等，边有细锯齿甚尖，面光背淡。其叶茎与根，都可作药用，但中药习惯上都用其叶，并剪去其边用之，其实不须去边。

治神经衰弱、健忘失眠，妇女更年期之"歇斯底里"（脏躁）、男子性神经衰弱、阳痿，老人腰痛脚弱，步行无力（本品有"弃杖草""放杖草"等名，由此而来），其他如运动神经麻痹、半身不遂等症，均有效。

对于神经衰弱，健忘失眠，用淫羊藿叶（不必剪去边），制成黑烧（放在黄泥罐中，封固罐口，灰火中烧存性），研细，每服二三分，一日三回，温水送服，服一星期即可见效。宜连续服，服两星期，停药一星期再服，如此连服几个巡周，大抵可以治愈。

对性神经衰弱、阳痿，以及老人腰膝无力，半身不遂等，宜用"仙灵脾酒"，即淫羊藿叶洗净、切碎十两，好烧酒三十两，浸七天，去渣滤过，再加少许酒，浸数天；将渣压榨滤过，前后共得酒三十两为止（如两次相加不足三十两，则加酒至足三十两），此为含量33.3%之仙灵脾酒。

服法：每日三回，每回饮酒一至二钱，加温水冲淡，食后服之。每日饮酒三钱，等于淫羊藿一钱；饮酒六钱，等于二钱，依此推算药量（浸时亦可做成50%的）。

本品是强壮药，可振奋性机能，促进性腺之精液分泌，强壮神经，增进精力，为神经衰弱及性机能衰退之根本治疗剂，其功效相当于"盖世维雄"等高贵的性腺荷尔蒙，而价值则相差千百倍，确是妙药。但本品并非单纯的催淫药，一般人只在"淫羊"两字的上面望文生义，误解作催淫剂，这是错误的；我们看了"仙灵脾""千两金""弃杖草""放杖草"等名，就知它的真正功用了。

淫羊藿的成分：含有"淫羊藿素"（lcamn），加水分解而成"淫羊藿苷"（lcaritin）。

据日本宫崎氏的报告，淫羊藿的善能催起性欲，乃由于精液分泌亢进的作用，因知觉神经的刺激，使精囊充满，间接地奏兴奋性欲之功。

将淫羊藿水浸膏，给予动物服下，可确认动物交尾力的增进；又"淫羊藿素"能亢进雄犬精液的分泌。（按：据此则本品确是性腺强壮剂）

治肝胆病黄疸的郁金与姜黄

"郁金"中药店有的，他们习惯上分成"广郁金"及"川郁金"两种：实物的形状，两种颇不同，所谓"川郁金"者，其切片透明角质，色褐黄；"广郁金"则色较黄，也透明如角质，香气较浓。供药用以

"广郁金"为良，因郁金以黄色浓而香气强者为佳故也。又"姜黄"为郁金同科属之植物，可作郁金之代用品，功效相同，但中药店亦分"片姜黄""条姜黄"两种：前者无黄色，不香，应以后者之色黄而香者为佳。

郁金及姜黄治肝胆病性黄疸，如胆囊炎、胆道炎、胆结石等而发之黄疸，有卓效。

用量：大人每日四至六钱（郁金或姜黄用量同），煎浓汤，一日二三回分服；如和等量之"茵陈蒿"同煎服，取得协同作用，效力更佳。

编者曾以广郁金、茵陈蒿，制成浓流膏，混合以"熊胆流"膏二与一之比（熊胆一，郁金、茵陈流膏二），略加赋形剂，制成丸药，有时装入胶囊，每回二三分，一日三回，治黄疸，呕吐胸闷、便秘，或胆石痛，觉有显著效果。有患者姚姓女一例，经某医院诊断为胆石，并经X光检查证明胆石很大，须行手术割除，患者恐惧不决，后服用此药两星期，逐渐见效，一月后痊愈，一年后并未复发。另一陈姓男患者，突然寒战发热，发黄疸，剧烈呕吐、闷痛、便秘，先用玄明粉泻下，后服此药，四日后排出小形（如赤豆大）胆石二十余粒而愈，也未见复发。其他同类之病，每用此药，大都有著效。

我的疗法是这样的：如大便秘结者，先用玄明粉四钱，溶于开水一杯中顿服，或用"朱砂芦荟丸"（又名"更衣丸"），每回一至二钱，以便通为度。此病必须注意，当使其大便通畅；小便不利者，兼用西瓜皮或冬瓜皮、茅根等煎服，以利小便。

本品丸剂（或胶囊剂）每日三回，每回二三分，温水送服。同时令患者多吃水果、菜蔬，禁忌脂肪，如为慢性病，须令其改变食物，经常以瓜类、果类（香蕉最好）、鲜菜等煮粥充饥，绝对禁忌油脂类，其中有两例慢性黄疸，腹膨胀，皮肤污黑，已形成所谓"黑疸"者，亦竟治愈。

郁金的成分：含有黄色结晶成分"姜黄素"（Curcumin）及"精油"，其精油中有一种"松油精"（Curcumen），是胆石醇的溶剂，故可

147

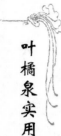

治胆石。（Ztschrges exp wed 1927）

郁金之效用：大部分用途为芥辣粉之原料，近时用为利胆药，日本有"格鲁库伦"（一种治疗黄疸的内服液剂，武田药厂出品）之制剂。此外又为"姜黄酊"及"姜黄纸"（黄色试验纸）等制造之用，并用作强壮及利胆药之一种重要民间药。（刘米达夫《最新生药学》）

《唐本草》云：姜黄治心腹结积，痊忤……

《经验方》云：治心痛难忍，用姜黄一两，桂三两，研粉，醋汤服一钱。

甄权云：郁金单用，治女人宿血气心痛，冷气结聚，温醋磨服之。

《奇效方》云：治厥气心痛不可忍，用郁金、附子、干姜等分为末，醋糊丸，如梧子大，每服三十九。

按：以上四则古代经验，所谓"心腹结积""痊忤""心痛难忍""血气心痛""冷气结聚""厥气心痛不可忍"等，颇有胆石痛的嫌疑。

郁金又名"马述"，为著名之马病药，治马病腹胀（或许是马结石病）。

止血治胃病的鲫鱼炭

民间用活鲫鱼，浸童子小便中，死后留鳞，去肠杂，不经水洗，烧存性，研细服，治吐血、便血、痔出血等。编者会见数人用此方，治痔出血确有效；有人用治肺病咯血则无效，大抵胃肠之出血较宜。

许叔微《本事方》：治反胃吐食，用鲫鱼炭，则于鱼腹中纳绿矾烧炭的。

《直指方》：治肠风、血痔，则鱼腹中填白矾烧炭的。又治血痢，亦同上。

叶氏《摘玄方》：治妇人血崩，则鱼腹中填入血竭、乳香烧炭的。

王璆《百一选方》：治肠风下血，则鱼腹中填入五倍子烧炭的。

《圣惠方》：治牙疳出血，则鱼腹中填入当归烧炭的。

以上诸方，都是用鲫鱼，都是烧存性，研细服，而且都是治出血，只《本事方》是治反胃。疑此药可治"胃溃疡"，胃溃疡之小量出血时，颇可试服；但如用于胃溃疡时，则炭末必须研得非常细，否则有小炭粒子刺激胃黏膜，反而惹起出血的危险，切宜注意。至于古方书加入他药同烧的用意，无非增加其效用，但主药似仍在鲫鱼霜（"霜"即存性之炭）。

退肿治肾脏病的鲤鱼

鲤鱼我国各处有，体形侧扁，鳞大，背部苍黑，腹面青白；鳍色带黄，且微紫，口吻有须，其肉味美，原供馔食。据古代记载和民间经验，此鱼有利尿作用，能治水肿、黄疸、脚气等。

鲤鱼有变种，有绯色的名"绯鲤"，亦有黄、赤、白等色，由饲养之鲤或绯鲤的变种，效用大致相同。

王焘《外台秘要》：治水肿方和妊娠水肿方，均用大鲤一尾，赤小豆一升，水二斗，煮食饮汁，一顿服尽，当下利即瘥。

编者按：鲤鱼大小不等，豆和水亦应视鱼之大小而加减；鱼应先去肠杂，鳞可不必除去，此汁不宜加盐，可加些糖，或淡吃。

杨拱《医方摘要》：治水肿胀痛，赤鲤重一斤者一尾，破开，不见水及盐，以生矾五钱，入鱼腹内，用纸包里，外涂黄泥，置灶火内煨熟，取出去泥纸，食之。先食鱼头者，头肿先消，先食鱼尾者，脚肿先消，一日食尽，屡试经验。

编者按：此方当有效，但"食头头肿先消，食尾足肿先消"的话，恐是故神其说吧！

日本野村瑞城民间疗法：治腹水胀痛，腹部静脉突出，呼吸困难（该书谓此病是"卵巢囊肿"之类，但编者疑为"肝脏病"也有可能），用大鲤鱼一尾，不去鳞，在其脊骨两旁切开，长二寸许、深约六分许之沟两条，每条沟内，纳入巴豆各三粒，用纸五六层包里，濡湿，埋入热灰火中煨熟，取出，去巴豆，淡食其肉，分二三回食尽，消肿治胀，奇效不可思议云。

以前曾有人告知编者：谓用鲤鱼剖去肠杂，纳入大蒜瓣于鱼腹中，黄泥封固，灰火中煨熟，去大蒜，食鱼肉（也是淡食的），治水膨胀，有数人治愈的。此方似载于《验方新编》，效果大概不差吧，

鲤鱼不只有利尿之效，并有通乳汁之功，乳汁缺乏时，煮食鲤鱼有著效。此虽可以鱼肉的营养作用来解说，但治乳汁郁积、乳胀痛等也有著效，那就不能以"营养"两字说明其理由了。

编者按：鲤鱼治水肿，实际上是有效的，鲤鱼做单方，不经水洗，也是有意义的。最好取新鲜活跳的鱼，不去鳞，剖去肠杂，用布片揩拭血污，多用几层纸包里后，放灰火中煨熟，这吃法似乎比较其他方法好。吃的时候应淡吃，或加少许糖也可，因为水肿病，大都与肾脏病有关系，应该忌盐的。日本用巴豆的方法，初试时要谨慎，先从小量试起。编者因没有经验过，原方也无说明，我们须谨防作峻泻，如果缓下而排出水分，则有帮助的。用赤豆一同煮汤饮之，也有利尿的协同作用，显然是合理的。

治肾炎和跌打损伤的接骨木

接骨木土名"扦扦活"，据民间的经验和各方面的记载，确是一种治跌打损伤和肾炎的妙药，据称确有特殊的作用。

同学周自强，前曾推荐"扦扦活"治跌打损伤很有效，据称亲见乡人跌伤时，关节肿痛不能动，经久不愈，后用大量"扦扦活"煎汤熏洗，并热罨，很快治愈。时间隔了长久后，我已记忆不起。后遇一吐血病患者，据称因上屋面修雨漏，在瓦屋上跌下来，同时又吐血，见其肩部包了一堆青草滓，据说这是"扦扦活"，敷了二三回，背痛大减了。初时不能动，连吞咽都不能，当时询得患者大便秘结已五天，咳嗽呼吸牵引胸肋痛，且有轻微的发热，确是跌伤所致的，乃用芒硝、大黄、桃仁、红花、当归等，索性嘱加"扦扦活"嫩茎一二两，药后大小便畅利，咯血就止了，此后去硝、黄，加重"扦扦活"，连服十多天，居然很快治愈。此人系熟友，现健在，当时疑其肺膜受外伤，有

合并肺结核的可能，料知此人吐血当再发，但是到现在已有七八年了，并没有再发。人体自然修复的机能，当然难以想象的，但是"扦扦活"的作用，亦是值得研究的。

有些地方对于扦扦活叫做"河白草"，小儿浮肿俗名叫"河白"；小儿患河白，就用此河白草煮了作浴汤，同时也用作内服，据称是百发百中的。

一、日本的记载

日本筑田多吉云：治肾炎，用接骨木（花或茎叶，干皮或根皮均可）、望江南种子（决明子亦可）各五钱，玉蜀黍蕊须一钱（无蕊须，可用玉蜀黍种子一两代之），水三杯，煎至一杯，一日数回饮服，小便即增多。急性肾炎，大抵二三日即退肿，约十余日至二十日全治；即使慢性顽固之肾炎，用此后，小便即利，可防止尿中毒症的危险（肾炎浮肿，小便不下时，尿中的毒素侵脑，就是尿中毒）。目暗视物不明者，就是尿毒症的前兆，宜警惕。

日本《民间药用植物志》云：治跌打伤，用接骨木煎汤作热浴料，并用其渣热罨肿痛的患部，有卓效；因跌打而损伤筋骨时，用本品之叶，加食盐适量捣烂，包患部，以夹板绷带固定之，有不可思议之妙效（按："接骨木"之名，当由此而来）。

又云：接骨木（是木本）之叶，忍冬叶，煎汤乘热洗，治脚气之麻痹，关节风湿，或脊髓病而发之偏瘫等，或作温浴、浴汤料，效果颇著。

二、祖国古代的记载

王焘《外台秘要》云：治手足偏风，及风湿冷痹、寒湿腰痛，用蒴藋（即"接骨草"之叶），炒热罨包患处，冷即易之，多月取根捣碎，熬热后用之。

《千金方》：治脚气胫肿、骨痛，用蒴藋之根研碎，和酒醋蒸煮，乘热封里肿上，一两日即消，亦治不仁。

《梅师方》：治浑身水肿，坐卧不得，取蒴藋之根皮，捣汁一合，和酒一合，暖服，当微吐利，愈。

张文仲《备急方》：治熊罴伤人，用蒴藋一大把，水煮须臾，取汁饮之，以渣封之（按：此与跌打损伤同类）。

《卫生易简方》：治折伤筋骨，用木蒴藋（接骨木）一两，乳香半钱，芍药、当归、芎䓖、自然铜各一两为末，化黄蜡四两，投药搅匀，为丸如芡实大，若止伤损，酒化服一丸，若碎折筋骨，先用此敷贴后，乃服（按：此方以"木蒴藋"为主药，其他辅药可精简）。

陈藏器云：木蒴藋主治折伤续骨，除风瘴，可作浴汤；根皮主痰饮，下水肿。

三、扦扦活的形状

接骨木土名"扦扦活"，用其枝条扦插土中即能生长，中药店似不备。农村间到处有生，我们湖州（吴兴）双林乡间农民们，大都用此扦插以保护堤岸的。茎高可达八九尺，枝干小，中有白髓，叶对生，单数羽状复叶，小叶长卵形，边有齿。春季开小花，绿白色，呈圆锥花序。果实小，红白色球形。名见《本草纲目》，又名"木蒴藋""续骨木"，是一种多年生的落叶小灌木。此物我们吴兴双林却很多，此地苏州较少见，我曾与乡友谈及，据称"扦扦活"他的乡间亦很多，曾托他采集，谁知采来时，不是木本，却是一种高大的草本，与我所认识的显有不同，但他说确是"扦扦活"，民间用治跌打伤，内服外敷很有效。后经多方面查考，才知这草本的是"蒴藋"，又名"接骨草"，与前者同属忍冬科，此种生于废墟间，高达六七尺，叶亦对生，为羽状复叶，小叶较大，广披针形，边有齿；其茎略呈方形，茎中也有髓，而夏季开花白色，为伞形花序。本草记载两种之功效略同，殆效用相似而为同类之植物，但编者所经验的"扦扦活"则是前一种（木蒴藋）。

止血治高血压的荠菜

荠采是一种鲜美的野菜，我国各地田野自生，属十字花科的隔年生草本。叶自根丛生，羽状分裂，裂片狭长，有缺刻。春日抽花茎，长数寸，开小形白色花，果实为扁平三角形的裂果。但荠菜有数种，"小荠"之叶茎扁，味美；"大荠"茎菜较大，而味不及小荠；其茎梗有毛者名"菥蓂"，味不佳。又"葶苈"也与荠菜同类，都在冬至后生苗，二三月起茎，长五六寸，开细白花，结三角形干果。荠之种子名"蒫"，供药用以"小荠"为胜。

荠菜是一种很好的止血药，在清明前后，采集开花的荠菜，连根洗净，悬通风处待干备用，每日六钱至一两煎服，治肺出血，妇女流产后出血、月经过多等，有卓效（据日本文献记载"荠菜流浸膏"可作麦角及北美黄连根的代用品）。

本品有治高血压及利尿、解热等作用；"荠菜花"治赤白痢，据编者的临床经验，觉有显著效果。本品此地中药店有售，我的用量是干燥品，一日量四钱作煎剂，即可发生效力。

日本《民间药用植物志》云：用荠菜根和叶作黑烧，治痢疾腹痛，亦有用作煎剂者，有卓效。实际上他们是根据我国的经验，因我国早已在唐朝时候的甄权《药性本草》里，就有"荠菜根、叶烧灰，治赤白痢，极效"的记载。

日本民间以荠菜花及子煎服，明目，治赤眼目痛（似与平降血压的作用有关）。

陈士良（南唐时）《食性本草》云：荠菜花阴干，置席下，有辟蚤虱之效。

陈无择《三因方》：治肿痛腹大，四肢枯瘦（腹水），尿涩，用甜葶苈子炒，荠菜根等分，研为细粉，炼蜜为丸，如弹子（龙眼）大，每服一丸，临时研碎，陈皮汤送下，只需二三丸，小便清利，十余丸腹胀消退云（似与利尿作用有关，此方大可试用）。

荠菜的成分：全草含"失水戊糖"（Pentosan，10.3％）、"失水乳糖"（Gaiactan，3.09）、"胆碱"（Choline）、"乙酰胆碱"（Acetyl－choline，此物质有血压下降作用）、"荠菜酸"（Bursin acid，此为止血

有效成分）；此外尚含有"肌糖"（Inosite）及维生素 A、B₂、C 等。

种子中含有"配糖体的球晶物质"（Diosmin），水解生成"鼠李糖"（Rhamnose，此物质含于绿色果皮的表层中）。此外为"脂肪油"，为黄棕色的液体，外形似菜子油，味不快，乃纯粹的干性油，比重 0.9269，碘化数 152.56，比菜子油、芥子油、莱菔子油高，碱化数 185.91，比较低，带有"菜油族"的通性。

药理试验：用荠菜浸膏注射于温血动物，则血压下降，应用于切断的肠管或子宫，呈显著的收缩作用。

用荠菜制成的新药有 Viscibursin（Hors～tein），为内服用的止血剂。

解毒利尿治糖尿病化脓病淋病的忍冬

一、忍冬的治效

1. 本品为非常可靠之解毒治疮药，似有抗生作用，对各种化脓性疾患，如痈、疽、疔疮、疖毒等，内服消毒排脓，外用消炎散肿，都有很好的效果。内服作煎剂，花每日三四钱，叶和嫩茎五六钱（如果单纯用，每日可用至一二两或更多），煎分二三回服。本品药性缓和，服多量也无流弊。外用煎汤作罨敷料，或用新鲜的捣烂敷贴，更佳。本品中药店也有的，不过中药店的"忍冬藤"，大都是粗的木质老梗，功效不及叶和嫩茎，希望中药业同志注意改进。

2. 肠炎下痢腹痛，下红白黏液，用金银花焙燥，研细粉，每回二三钱，食前温水调服，一日三回，民间常用，很有效（编者的用法是焙燥研细的，因中药店炒焦的"银花炭"效力不著）。

3. 糖尿病、消渴，用花或叶，天天煎汤代茶，不但治消渴，并能预防发痈疽。因糖尿病人最容易发痈疽、疮疖，原因是糖尿病人的血中糖分增多，容易培养化脓球菌，所以他的皮肤易被脓球菌侵袭而化脓。

4. 兽医用此煎汤，洗牛、马脚部受伤，预防化脓。

5. 梅毒及淋病，用本品多量代茶，常常饮服，有效。

忍冬叶茎适量煎用，代茶，治淋病、梅毒，及泌尿器之化脓性炎症，尿混脓液，尿道痛（五淋之类）最宜。（日本主妇之友社出版《民间疗法四百种》）

6. 食菌荤中毒：取叶捣汁，大量饮服，即解。如无鲜的，用干的一至二两煎服也可。

7. 本品又能解热，治感冒，平时代茶饮，利尿、净化血液，对人体有益。中药店有"银花露"，但不及煎剂有效。

编者按：上面各项疗效，是久经民间实践体验得来的，效果确实可靠，尤其对化脓病及下痢，大抵每位中医师都知晓的。它的作用是否因于高度的"植物抗生素"？还待今后医药工作的同志们再进一步的研究。

二、本品的形状

忍冬藤我国各地均有产，为一种多年生藤蔓植物，缠绕于他物，其下部为木质。叶对生，卵形，有软毛，凌冬不凋，故名"忍冬"。初夏开花，花为筒状，上部五裂，呈唇形，初为白色（白的叫银花），后变黄色（黄的叫金花），合称"金银花"。花筒中贮有多量花蜜，香而甜，小儿等常吸取花筒之蜜，故又有"蜜桶藤"之名；其藤左缠，故又名"左缠藤"；此藤每梗生二花，故又名"鸳鸯藤"。

三、成分和药理

茎中含有"皂甙"（Sapomin）；叶中含"鞣质"（Tanmin）8%，"含氮物"19%，"灰分"8%等。据曾广方氏研究，谓花中含有"纤维糖"（Inosit）。

本品的药理作用：试以本品饲家兔而观察其对血糖量的影响，在服下后的短时间内，即招致显明的血糖量增加，但经过五六小时后，就逐渐下降，慢慢恢复到正常的血糖量。在糖尿病内服本品，不但可以防止发痈疽，并有治疗糖尿病的作用。

利尿解毒的赤小豆

赤小豆也叫"赤豆"，我国农村到处有栽植，为豆科一年生草本。茎高二三尺，叶为三小叶而成，且往往有浅三裂。花为黄色，小蝶形花冠。果为细长之荚，内面的种子为紫红色，就是赤豆，可供食用；或制为"赤豆沙"，做"馅"或作"糕"，又可作药用。入药选用野生形小皮紧者为良，故本草药物书概称"赤小豆"。

本品虽为普通的豆类，除供食用外，尚有极佳的医疗作用，我们不得以其平易而忽之。其治效如下：

1. 为脚气病之妙药，本品与米糠（也可以加入红枣）同煮，大量饮其汤，有显著的功效。编者曾以本品内服，与注射高单位（每日100mg）维生素 B，作过对照试验，内服本品的好得快。我认为赤豆治脚气，不能以赤豆含有维生素 B_1 的理由来解释，因内服本品后，尚有显著的利尿作用，其所以然的道理，还待进一步的研究。

2. 本品能治水肿，用本品半杯，和鲤鱼或鲫鱼同煮食，专饮其汤或连鱼、豆均吃亦好（此时应淡煮，或加些白糖）。对于水肿，不拘肾脏病性，或心脏病性水肿，都有效，脚气浮肿尤好，大抵连吃两三天，小便显著增多，水肿即减退。又法：用赤小豆十两，商陆四钱，为一日量，加多量之水，煮饮其汤，连服三至五日，肿即消。此方名"二蛟汤"，见梅村氏《民间药用植物志》，其实在孟诜《食疗本草》及李时珍《本草纲目》中早有记载。

3. 赤小豆粉外用，用生鸡蛋白调，涂皮肤丹毒、火伤、疖肿、痈肿、瘰疬肿痛、乳痈等诸红肿热痛者，均有卓效，其作用则神秘不能解释。又：煮汁洗小儿黄水疮（见梅村氏《民间药用植物志》，源出于甄权）。本品之粉与芙蓉叶研粉，加蜂蜜调涂腮腺炎，一夜即消。

4. 内服又有解毒之效，诸兽肉及鱼类等食物中毒时，煮赤小豆汁饮之，即解。

5. 本品并有催乳作用，妇人产后乳汁不足，煮饮其汁，有著效。

6. 煮汁揩拭或漱口，治口腔炎及鹅口疮、舌下腺炎等。

7. 腹水，用本品与白茅根同煮，饮其汤与豆。（见《肘后方》）

8. 怀孕期子宫出血，古称"漏胎"，或习惯性流产，用赤豆芽研细粉，每服 1～2g，日三服。（维生素 E 的效力）

赤小豆的普通成分：含有"蛋白质"（Protein）19％～21％，"脂肪"（Fat）0.96％～11.19％，"糖"（Cbhyd）56％～57％，"灰分"（Ash）3.0％～3.43％，并含维生素 B_2 及 E。

特殊成分为三种皂甙："甲种皂甙"为针状结晶，熔点为 203℃；"乙种皂甙"鳞片状结晶，熔点为 196℃；"丙种皂甙"为板状结晶，熔点为 201℃。此外所含有机盐基成分为"腺素"（Ademin）、"胡芦巴碱"（Tsrgonellin）、"胆碱"（Cholin）、"尿囊素"（Allantoin）、"肌肉素"（Rreatrnin）等。

其所含蛋白质成分为"蛋白氨基酸"（Arginin）、"组织氨基酸"（Histidin）、"溶氨基酸"，又名 1－5 "二氨基己酸"（Iysin）、"干酪氨基酸"（Trosin）。

又：其类蛋白质为"菜豆素"（Pbaseolin）。

无机成分：在灰分中检出"铝"（Al）；又由干燥物 1kg 中得 5.85g 之"铜"（Cu）。

镇咳平喘的吸入剂曼陀罗华

曼陀罗华又名"山茄子"，一名"风茄儿"，是茄科的一种有毒植物。其叶似茄叶，边有缺刻，夏秋开花白色，为漏斗状，甚大，筒口有五个尖起，花之裂片，排列如摺襞状。果实卵圆形，果壳外面有尖刺甚多，内含种子白色，熟时裂开。此植物各地有野生，亦有栽培品，供观赏之用。全草有毒，此草或花，多嗅之则致头晕；若小儿玩弄，则应严切注意，因其含有麻醉性的成分"莨菪碱""阿托品"等。花、叶和种子，均可作镇咳及平喘剂，但非经医务人员处方，严格规定其用量，民间是绝对不可随便内服的。

本品在江、浙地方中药店均有备，民间用以治"风痛"（偻麻质斯神经痛）、跌打伤痛等，故有"风茄"之名，这是由于盲目经验所认识到的"镇痛"作用而来。本品少量内服，果然有很好的止痛之效，因此就应用到跌打损伤方面去了。此类药（本品和闹羊花等）不加管理，在民间应用，是有绝大危险的，今后卫生当局应当加以管理，中药从业人员更应提高警惕，幸勿随便发售。在这里编者想起了一桩故事，特地把它记在下面：

在苏州解放前不久，似乎是1947年吧，发生过一件人命的官司，事情大致是这样的：娄门外湘城地方某乡的农民，不知为了某些小事情，打相打，一个农民被打，受了些伤，他们就用土方法找"伤药"吃，跑到中药店去买了一包"风茄花"，煎了一碗汤吃下去，用量太多了，那位农民当然被麻醉中毒而死了。于是两方面打起官司来，闹到苏州的伪地方法院，当时反动政府的官吏只有"贪污无能"四个字，同时那些所谓新闻纸，凑热闹，兴风作浪，闹得满天星斗。我们天天看到报纸上占到绝大的篇幅，什么今天开庭啦！明天就把死者的棺材运到城里来啦！开棺检尸拉！报纸上天天载这事。后来伪法院特地造起了一座灶头来，那个仵作子把死尸的骨头用刀刮去肉，用蒸骨方法检尸了，引起了很多人到桃花坞（当时伪地方法院所在地）去看热闹。尽管这样地闹，验来验去验不出什么名堂来，可是在这个经过时期中，据说已把该乡的许多家比较有饭吃的农民无辜牵累，所有田产房屋弄得精光，那些贪官污吏和新闻记者等的袋袋装满了，其事也不了而了。

我们试想一想，误服了大量的剧毒药中毒而死，其死因是再明白没有的，而那些官吏对于这样的简单案件，却故意浑水摸鱼地扩大诛求，其贪污的居心，真是不可饶恕的。

毒药当然是可怕的，应该警惕而慎重应用，不过药物的有效作用，很多是含有毒性成分的，往往毒力愈强的药物，其医疗的作用也愈显著，如西药的"莨菪素""阿托品"等（本品即含有此项成分）用量极少，而作用极著。"莨菪碱"为镇痛药，"阿托品"为镇痉药。曼陀罗花的内服，成人每日为 0.2 至 0.5g，配合甘草一钱，分三回服（小儿忌用），治剧咳、气喘，是极有效验的。

曼陀罗花或叶，焙燥切细，甘草（切，剉成粗末），款冬花切细，三种等量混合，做成纸烟卷，如通常的香烟大小和长短，用时以火燃点，吸其烟，治支气管哮喘，剧烈咳嗽，吸两三口，立即见效，气就平静下来，咳也减轻了，每回可吸半根至一根。

又法：用曼陀罗花，或叶或种子，撒少许于炭火上，上面罩以漏斗，令患者嗅其烟，也可。平喘镇咳的主要作用是曼陀罗，用甘草、款冬花混合燃吸，则烟气比较缓和甜润些。

编者的内人患支气管哮喘，经用种种注射药及组织疗法，仍不能根治，在发作时，全赖此烟以缓解痛苦。

消食化痰治中风的萝卜

萝卜是最普遍的菜蔬，全国各地均有，有白萝卜、红萝卜两种。"萝卜菜"（茎叶）与萝卜（根）及其种子，都可当药用。

"萝卜子"中药店有的，叫"莱菔子"，一般用作消化剂，亦可用作祛痰止咳平喘药。

萝卜打汁灌服，可以急救煤气中毒。煤气中毒就是二氧化碳中毒，冬季因室内冷，生煤炉或炭盆取暖，最易发生二氧化碳中毒。若中毒轻时，感觉头昏胸闷，呕吐，重则人事不省，有立刻死亡危险。如发觉早，立即移于空气流通之处，取大量生萝卜打汁，频频灌服，有急救回苏之效。

因面食消化不良时，嚼食生萝卜，或用萝卜子一两，煎汤服，有良效。

萝卜汁富含营养成分，并有抗生作用，对于伤寒、肠炎、下痢、肠出血等，均有帮助。凡传染性肠疾患、肾炎、糖尿病等，用鲜萝卜大量打汁，频频饮服，很有益，可以缩短治愈经过。

高血压有中风倾向时，据日本《民间药用植物志》记载：急用萝卜打汁，多量饮服，也有急救之效。曾有人素患头痛、头晕，突然手肢麻木，言语舌掉不灵，立即捣萝卜汁继续饮服，得救。

如宜方：治偏头痛，用萝卜汁约一蚬壳，令患者仰卧，随头痛之左右，滴入鼻中，有神奇之功效。王荆公患偏头痛，有道人传此方，移时遂愈，后以此法治人，不可胜数云。

《民间药用植物志》引《普济方》：治久年头风，头痛不止，用莱菔子、生姜等分研冲，调麝香少许，搐入鼻中，痛即止云。

《济生秘宝》：治高年痰嗽（慢性气管炎，支气管哮喘痰多者），用莱菔子炒，研细，蜂蜜为丸，如梧子大，每日三回，每回三十至四十粒。

莱菔子、紫苏子各三钱，白芥子一钱，同煎服，名"三子养亲汤"，治慢性气管炎（旧时亦称痰饮咳嗽），尤宜老年患者，功效确实可靠。大抵连服二三剂，症状即可减轻。

乳腺炎消肿有卓效的水仙根

"水仙"是石蒜科的宿根草本，我国各地有栽培，作观赏品。叶长条形，如蒜叶，冬季开花，花为白色，中有黄色副冠，芳香馥郁。其地下之鳞茎，民间用以捣涂痈肿，效力极好。

妇人乳腺炎肿痛，俗称"乳痈"，不早治，极易化脓。早期用水仙之鳞茎（根）捣烂，调以陈醋涂患处，干即换药，大抵两三次后，即见效，一两天消退的实例很多。这是一种很可靠的民间药，简单便利，效果准确，值得推荐给人民大众采用的。

水仙根不只治乳腺炎，其他一切无名肿毒都可用。

又据日本民间药记载：其根榨汁涂患处，治下腿溃疡（古称"臁疮"，俗名烂腿）。又：根和乌梅肉同捣，敷疮肿有效云。

编者按："水仙根"和"石蒜球根"含有相同的成分，似可为石蒜根的代用品。本编治水肿方："石蒜、蓖麻子捣敷足底"，若无石蒜根，可试用水仙根代之。

抗老妙药何首乌与枸杞子

"何首乌"是蓼科蔓生植物，入药用其不整形的块根，为自古有名的延年益寿药。我国江苏、浙江、广东、四川、湖北、福建等各省都有产，蔓延竹木墙壁间，到处繁生。茎紫色，叶如心脏形，对生。其根小者如拳，大者可如斗，全国中药铺均有售。相传能乌须、黑发，返老还童，故有"何首乌"之名。

何首乌治小儿腺病质、佝偻病（软骨病），以及各部的淋巴结核（瘰疬）、慢性衰弱性脓疡，每日三至五钱（小儿酌减），磨粉，分三次，食后用黄酒和水送服。本品功效缓和，须持久服用，有很好效果。糖尿病、神经衰弱、肛门结核、结核病潮热盗汗等，常服也有效。

本品作老衰预防药，非常合理，古称"乌须黑发""返老还童"，虽不免故神其说，但如果经常服食，用作早衰预防，确有功效。因本品内含"卵磷脂"3.74%，卵磷脂为细胞膜的主要成分，在正常的血液中，常含有一定的比率，此物对于疲劳的心脏，有催进其活动的作用，此外本品尚含蒽醌（Anthraquinone）衍化物，能调整消化器，改善营养。

本品所含的氧化甲基蒽醌衍化物（Oxymethylanthraquinone），其性质与大黄所含的"驱虫豆酸"（Chrysophanic acid）相同，能促进肠管的运动。每天摄取适量的何首乌，其结果可以扫净肠内停滞的废料，增进肠壁的紧张力，肠管运动旺盛，消化及吸收亦随之增强，营养自然增进。人体内所产生之老废物，主要由便秘所产生，粪便停滞于肠管内，因肠内本有无数的细菌，这些细菌虽非致病的病原菌，但能因粪便蓄积日久而产生分解毒素，此种毒素，日积月累地被肠壁所吸收，入于血液循环中，致血管壁渐渐硬化，皮肤干枯，形成所谓"老衰"状态。经常服用何首乌，依上面所述的作用机转，其能"预防老衰"，所谓"延年益寿、返老还童"等，似亦不无道理。据说前苏联的寿翁得力于蜂蜜的营养，蜂蜜的效用，也和用本品的道理相同。

"枸杞子"的根名"地骨皮"，中药店都有。枸杞子的形状，像很小的"红枣"，味甜。本品有两种：一种是枝间多刺，叶与果实均较小，且其果形较长而味带苦；一种枝间刺少，叶与果实均较大，其味甜。现市上二种混用，药效以后者为良。

本品也是营养强壮、延年益寿药，又对于肺结核咳嗽、糖尿病、神经衰弱、病后衰弱不复等，用其根皮及嫩叶，或果实，均有效。嫩叶泡汤代茶，名"枸杞茶"，糖尿病人饮之颇佳。果实浸酒名"枸杞酒"，作老衰预防用。根皮（即"地骨皮"）作煎剂，治各种衰弱性热病及结核热等均好。

《外台秘要》云：枸杞酒补虚，去劳热，长肌肉，益颜色，肥健人，治肝虚冲感下泪。用生枸杞子五升，捣破，绢袋盛，浸好酒二斗中，密封勿泄气，二七日后服之，任性勿醉。

《经验方》：枸杞酒变白，耐老轻身。用枸杞子二升，十月采之，以好酒二升，磁瓶内浸三七日，乃添生地黄汁三升，搅匀密封，至立春前三十日前开瓶，每空心暖饮一盏，至立春后，须发皆黑。

《圣济总录》：治热劳如燎，地骨皮二两，柴胡一两，为末，每服二钱，麦门冬汤下。

《济生方》：治骨蒸烦热及一切虚劳烦热、大病后烦热，地骨皮二两，防风一两，炙甘草半两，共研细末，每用五钱，生姜五片，水煎服，此方名"地仙散"。

《千金方》：治虚劳客热，枸杞根为末，白汤调服。

又：治虚劳苦渴（当系糖尿病），骨节烦热或寒，用枸杞根白皮（切）五升，麦门冬三升，小麦二升，水二斗，煮至麦热，去渣，每服一升，口渴即饮。

编者曾用于肺结核病人，咳嗽有微热（37.5℃至38℃），以地骨皮二钱，桑白皮二钱，甘草一钱，为一日量，每日煎服一剂，同时嘱病人静养勿劳，往往三数日即见效，体温平复，咳嗽著减，休息虽也有关系，此方却合理而有帮助。

又曾有糖尿病人多例，我介绍他们用枸杞叶浓煎代茶，连服六七天，大部分病例口渴显著改善，尿中糖分也减少了；有的找不到枸杞叶，改用地骨皮也有效，其作用机转虽不明，效果佳良则是事实。

解鱼蟹毒的紫苏叶

紫苏为我国江南各省到处自生的一年生草本植物。茎方形，带紫色，高二三尺。叶对生，边有锯齿，常呈紫红色，亦有面青背紫者。至秋则梢头抽花梗，开细小唇形之花，呈穗状，后结干果。种子名"苏子"，供食用，亦可榨油。其叶与种子，均可入药用。

紫苏叶与苏子的效用，主为健胃止呕，解食鱼蟹中毒，散风寒，治感冒，平喘镇咳，都有著效。

紫苏叶对于鱼蟹中毒，尤其是由吃蟹（醉蟹生吃，极易致病）而起的胃肠炎，腹痛、呕吐、下痢等，效果非常好。如果有新鲜苏叶的时候，用嫩叶茎洗净捣烂，榨汁约一小杯，再加生姜汁十数滴，温水冲服，或用紫苏叶一至二两，生姜四片煎汤服，也好。

紫苏叶、生姜治食蟹而起的吐泻腹痛，编者经验的病例确不少，估计有80%的疗效；并曾遇到过一例河豚中毒的剧烈呕吐、腹痛，也以大量的苏叶（三两）、生姜（五钱）治愈的。

苏叶对于脚气病，也有卓效。对乳儿脚气的呕吐，用苏叶三钱，赤小豆一两，煎汤少少灌服。成人脚气，便秘、足肿，用"鸡鸣散"（苏叶、吴茱萸、桔梗、生姜、橘皮、槟榔、木瓜）煎汤，次日五更时冷服，能使大便泻下，脚肿轻松，作用很显著。本方是用苏叶为主药而配以他药，有排除脚气水肿毒素的作用。

《肘后方》：治霍乱胀满，未得吐下，用生苏叶捣汁饮之，佳，干苏煮汁也可（按：所谓霍乱胀满未得吐下，显然是食物中毒性急性胃肠炎）。

《金匮要略》：治食蟹中毒，以紫苏煮汁，饮二升，或用紫苏子煮汁饮之亦可。

《普济方》：治咳逆短气，用紫苏茎叶二钱，人参一钱，水一盏煎服，方名"参苏饮"。

《圣惠方》：治风湿脚气，及风寒湿痹，四肢挛急，脚肿不可践地，用紫苏子二两，杵碎，以水三升，研取汁，煮粳米二合作粥，和葱、椒、姜、豉食之。

《简便方》：治上气咳逆，用紫苏子入水研，滤汁，同粳米煮粥食。

紫苏叶的成分：含有挥发性精油，其中主成分为"紫苏醛""松节油莠""左旋柠檬莠"及"紫苏红色素"等。

紫苏油有强力的防腐作用，故"苏子"可用作防腐性祛痰药；一石酱油中加入 20mL 的紫苏油，可达完全防腐之目的。

驱钩虫的榧子仁

榧树是松柏科（一作紫杉科）的植物，树高数丈，四季不凋。叶浓绿色，线形而扁平。种子秋末成熟，椭圆形，长寸许，外面淡褐色，内有多脂之肉，其核有两头尖而长的，有椭圆的。其核仁形似"使君子"，可以食，炒熟食之则更香，一般南货店有发买，可以当果子吃，俗称"香榧"，或称"榧子"。其仁可榨油，供食用及灯油之用。此物产于浙江、江西、湖北、四川、云南、甘肃等处，有"榧子""赤果""玉榧""玉山果"等名。

榧子仁能治"钩虫"（又叫"十二指肠虫"）。钩虫的口嘴有钩，钩住十二指肠或小肠的肠壁，吮吸人们的血液，所以患钩虫的病人，很容易显出贫血、萎黄，丧失劳动力，不能工作，俗称"桑叶黄""懒惰黄"。此病农村里很多，都因钩虫病人排出的大便含有很多的虫卵，如把这种粪便做肥料，农民赤脚踏上肥土里，幼虫很易侵入脚趾皮肤而传染的。驱除此虫的驱虫药，西药虽有"四氯化碳""四氯乙烯"等，可是民间自用不便，而"四氯化碳"多服有中毒的危险。用榧子仁多量吃食，没有副作用，每天食前吃生的榧子仁三十至五十粒，一日二三回，连用一星期，停一星期再吃，一个月可以把钩虫肃清。

本品不但驱钩虫，据古代记载，还治寸白虫（古称"寸白虫"，可能包括绦虫及蛲虫）。新药"卡雅诺儿"（Kpyanol），为钩虫驱除药，即榧子仁油的制剂。

孟诜《食疗本草》云：榧子治寸白虫，每日食榧七颗，满七日，虫皆化为水。

《外台秘要》云：榧子治寸白虫，用榧子一百粒，去壳皮，火燃啖之，经宿虫消下也；胃弱者啖五十粒。

杨起《简便方》云：好食茶叶，面黄者（此为标准的"钩虫异嗜症"和"贫血"），每日食榧子七枚，以愈为度。

编者按：一日七枚，分量殊觉太轻，可是驱虫药的作用，不能一概而论，有时服相当分量，虫即下，有的很顽固，不易下，因虫的抗药力、人的抗病力等多方面的关系。

榧子还有润肠及促进粪便排泄作用。据古代记载，能治痔疮，患痔者常食有益；又小儿遗尿，榧子炒熟食之有效云。

其叶蒸烧之，乘热把手覆其上，熏治手指之癣、灰指甲、鹅掌风等皮肤病。

榧树的枝叶，烧烟熏之，能驱蚊。

外用治眼炎丹毒、内服治肠炎下痢的黄柏

黄柏原名"黄蘗"，为芸香料（不是松柏科的柏树）落叶乔木，入药系用其树皮。外皮灰黄色，有深裂，内皮鲜黄色。此物我国中药店均有，其味甚苦。含有"小蘗碱"（Berberin），结晶性的（Obakunon）植物碱、（Palmatin）及树脂；此树脂浸水时，为黏液状。此外尚含有苦味质的（Obakulacton），用为苦味健胃药，有强大的抗生力。由黄柏所制成的"盐酸小蘗碱"，对于大肠菌、伤寒菌、霍乱菌均有杀灭作用，其所合的苦味质（Obakulactin），对于蚯蚓的杀虫力比"山道年"为优，但对蛔虫驱除则不及山道年。

用黄柏做成10%～20%的浸液，消毒澄清后，作滴眼剂，治急性

眼结膜炎，俗称风火赤眼，效果非常可靠。

本品外用，有显著的消炎作用，凡丹毒（俗称"大头瘟""面游风""流火""游丹"等）疖痈、耳下腺炎（俗称痄腮）、乳腺炎（乳痈）等，各种"焮红热肿"的急性炎症，用黄柏研细粉，生鸡蛋白或胡麻油调涂患部，一日三至五回换药，大抵涂二三回即显效果，红肿很快减退。唯黄柏含有树脂，经水或鸡蛋白调涂，易呈黏浆状，涂于急性炎肿患部，极易干固而黏结，是其缺点，必须不待干结，勤于换药，若用麻油调涂，虽可减小这些缺点，但效果较差。本品有引炎外出之效，凡打扑捻挫，用蛋白调，厚涂患部有效，其作用大抵与生栀子相同。又咽喉猝肿，用黄柏粉醋调，涂喉外颈部有效。

本品煎汤或磨粉内服，治腹痛、肠炎下痢、肠出血、痔疮出血等，确有著效。对于血痢、便血，内服粉剂比煎剂好。粉剂成人每回1至2g，装胶壳内吞服，一日三四回；煎剂每日可用三钱至四钱。唯其味很苦，也是缺点，应设法改良剂型。

用本品煎汤漱口，治阿夫他性口腔炎（口舌生疮），很有效，惜味苦，只能用于成人，小儿不可能。

黄柏一两，黄连二钱，共研细粉，炼蜜为丸，每服五分，一日三回，治细菌性肠疾患，如伤寒、赤痢、肠炎等，编者屡经试验，效果可靠。

日本有一种药片名"活快未"，专治肠炎下痢，就是黄柏的制剂；另有一种名叫"陀罗尼助"的成药，也是黄柏的浸膏制剂。

止呕特效的半夏与伏龙肝

"半夏"是最普通的中国药，各地中药店均有售，是天南星科植物。其地下小球茎，为白色球状的小粒，大的略如指头大，置口中嚼之，略有麻舌味。入药即用此球茎，为有效的止呕药。

妇女怀孕在两个月之间，往往发生恶心呕吐，这叫"恶阻"，或称"孕吐"，这是子宫神经反射性的呕吐，在体力劳动的妇女，呕吐比较轻；都市中女子平时少运动，则呕吐较重。呕吐剧烈的患者，甚至饮食不能受，有衰弱、虚脱、流产等危险。这时候在资本主义国家的医生，往往不顾小生命，竟采用"人工流产"的方法，我国旧社会也是如此，由医生用刮子宫手术把胎刮下来，这是违背人道的。

怀孕呕吐的时候，用半夏与伏龙肝，效果非常好。我们的方法是这样的：先用"伏龙肝"（烧野草的灶心黄土）一块，约一两，煎汤一碗，澄清，去渣脚，待冷饮其汤。另法：可改用敲碎的黄泥罐、或瓦数片块，放炭火中烧至通体炽红，再用清洁的热开水一大碗（碗须洗净无油渍者），以铁钳夹取炽红的瓦片，投入清水中淬之，再烧红，再淬，数次后（次数不拘，愈多愈好），待凉，澄清，频频饮其汤。任何剧烈呕吐的患者，呷此汤数口后，心胸顿觉宽泰，呕吐之势渐渐减下去，此时再把药店里的"姜半夏"（不经姜汁制的，效力较强）研细粉，每回二三分，一日三至五回，即用此汤送服。

这两味的单方，对任何严重的恶阻，都有很可靠的效果。曾有数例怀孕妇，呕吐很剧烈，经注射不少"黄体荷尔蒙"都无效，十多天不能进饮食，仅以天天静脉注射葡萄糖和维生素 B、C 等维持其生活，用本方两三日而改善，即能任受少许米汤等流动食物，治疗六七日而愈。在早期及比较不严重的恶阻，大抵两三天可以治愈。

本病如在呕吐剧烈时，闻到任何药物，都要引起呕吐，此时应避免一切内服药，只有"伏龙肝"汤，无臭又无味，但须凉饮，少少地、慢慢地，一口一口呷下，大都能忍受，呕吐就因此减退。这完全如清水样的伏龙肝汤，竟有这样的伟大效用，其中含有哪些成分？其药理作用是什么机转？在现代科学上还是不能解说的。

还有一点，须得注意，患者这时候往往发生便秘，用本方的时候，同时须调整其便通，加用生理食盐水灌肠，也是很重要的帮助。

如果比较轻性而能略进饮食和汤药的患者，可用此水煎药，即用半夏二钱，茯苓三钱，生姜一钱半，用伏龙肝汤一大碗，煎至半碗，去渣，一日二三回分服，效果更直捷，大抵一二剂，即可治愈。

此伏龙肝与半夏，不仅治妊娠呕吐，其他如舟车中晕船晕车的呕吐，冲心型脚气的呕吐，以及其他各种神经性呕吐，都有同样的妙效。

又：呃忒不止时，用半夏三钱，生姜三钱，伏龙肝汤一杯，煎至半杯温服，也有效。

治绦虫特效药雷丸

雷丸是竹根间的寄生菌，为不整圆球状物，形如栗，外面褐黑色，内灰白色，中药店买得到。绦虫分有钩绦虫、无钩绦虫、阔节裂头绦虫、矮小模样绦虫、犬瓜实绦虫等。有钩绦虫为猪肉传染，无钩绦虫为牛肉传染，阔节裂头绦虫则为鱼肉传染，这些绦虫之囊胞寄生于动物肌肉中，人们吃食未经煮熟的肉或鱼，就在肠中发育成长起来了。虫体最长的要算广节裂头绦虫，有长达数丈的。细虫的头部有吸盘，其体节虽常常一节节地脱下来，但其头部吸住肠壁，能自长出来。鱼肉传染的，在广东地方习惯吃"鱼生粥"，故常有患本病的；牛肉、猪肉绦虫，我国北方也常有。绦虫的驱除很困难，现代所用的绦虫药，大都不容易把它的头部驱下来，唯有用雷丸磨细粉，每服 20g（合市称六钱），一日三回，连服三日，再服一次泻下药（或不服泻药也无妨），照这样的服法，不拘何种绦虫，都能把头节驱下来，可有百分之百的效果。十岁以外的小儿，都可用这样的分量，而且毫无副作用。但是此药不可煮汤服，如一经加热，则雷丸的有效成分即消失，这须特别注意的。

雷丸驱绦虫的疗效机转，与一般驱虫药的麻痹虫体，有基本上的不同。本品因含有一种"酵素"，这种酵素分解蛋白质的能力很强，能破坏绦虫虫体的细胞，把它毁坏，特别奇异的是：服了雷丸药粉后排出来的虫体，找不到头节，在虫头部越细的部位，其色越呈茶褐色，而萎缩变形的程度越大，且和食物残渣难以区别。虽然找不到头节，可是经过不少专家像日本的梁宰氏、稗田、寺田等，做过精密的、有系统的研究，把曾经治愈的患者，观察到一百五十天，均没有找到再生出来的虫节。因为有钩及无钩绦虫的再生，需要两至三个月，这可判断绦虫的头节虽然不见到排出，也可证明已被雷丸的酵素作用所毁坏了！

雷丸的酵素，对绦虫的体细胞能由表面向深部而起破坏作用，但对寄生在人体内的蛔虫，因为它的体表面是一种"葡萄胺"（Glucosamin），故对它却没有破坏的效力。这就可知雷丸对于绦虫不是"腐蚀"，而是酵素的"分解"，所以对人体绝对没有副作用。

伟大祖国有这样奇妙有效的生药，我们不但足以自豪，并且应该自珍，我国全部生药中，像这样的妙药一定还很多，还待我们自己努力，作进一步的发掘和研究。现在把雷丸的古代记载摘要写在下面：

《神农本草经》云：杀三虫，驱毒气。

陶弘景《名医别录》云：除结积虫毒、白虫，"寸白自出不止……"

《经验方》：下寸白虫，雷丸水浸，去皮切，烘干为末，五更初，食炙肉少许，以稀粥饮送服一钱匕，虫乃下。

编者按：此处所称之"寸白虫"，当系指绦虫自行脱出之寸段的体节。

治皮肤病的羊蹄

羊蹄俗名"土大黄"，苏州郊外很多，春、夏间，田野路旁随处可见到，中药店或许无备。本品为蓼科的宿根草本，茎高二三尺，小的长尺许。叶为长椭形，或广披针形，互生，叶基有鞘状托叶。四五月间茎上抽枝，开穗状淡绿色小形之花，后结翅果。其地下之根，色黄如胡萝卜，农民都叫它"土大黄"。本草书上尚有"秃菜""牛舌菜""败毒菜""羊蹄大黄""鬼目""东方宿""连虫陆""水黄芹""金荞麦"等名。其根干燥后，呈棕褐色，微有酸臭及辛辣味。

本品之根煎服，和大黄有同样的泻下作用，但民间都作外用药。羊蹄之根，用陈醋磨，涂皮肤病，疮癣、头癣、香港脚、鹅掌风、头

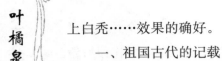

上白秃……效果的确好。

一、祖国古代的记载

《简要济众方》：治癣久不瘥，用羊蹄根，杵绞汁，入轻粉少许，和如膏涂之，三五次即愈，

《圣惠方》：治头风白屑（亦系寄生癣菌类），用羊蹄草根，杵，同羊胆汁涂之，即除。

葛洪《肘后方》：治头上白秃，用独根羊蹄，和陈醋磨如泥，先以布擦患处令赤，然后傅之，日一次。

《千金方》：治细癣，羊蹄根五斤，桑柴火煮四五沸，取汁洗之，仍以羊蹄汁和矾末涂之。

又：治漏脂湿癣，浸淫日广，痒不可忍，愈后复发，出黄水，羊蹄根捣和大醋，先洗净，后涂上，后以冷水洗之，一日一次。

《外台秘要》：治疥疮有虫，用羊蹄根捣和猪脂，入盐少许，日涂之。

二、近人研究

朱颜曾有"羊蹄根对霉菌的抑制作用"初步报告称：以羊蹄根浸膏，配成100％、50％、25％之酒精酊剂三种，再用滤纸剪成直径1厘米的小圆片四片，用蒸汽消毒后，浸入上面三种浓度的酊剂中，另一片浸入70％酒精中，用作对照试验。以犬小孢子微菌于沙柏劳培养基板上先接种霉菌，然后用不同浓度的羊蹄酊滤纸片贴上，7天后，其结果：贴有70％酒精之滤纸部分，其边缘即有霉菌生长，贴有100％及50％羊蹄酊的滤纸部分，霉菌不能生长，其边缘培养基均成透明带，贴有25％羊蹄酊的滤纸边缘，虽成透明带，但较狭小，根据这些结果来判断，羊蹄是具有抑制微菌作用的。

朱氏又作沙柏劳培养基斜面培养，于0.78％羊蹄浸膏的斜面上（于接种犬小孢子霉菌后，10天开始有白色菌落生长，在1.56％浓度羊蹄浸膏的斜面上，在13天开始有白色菌落出现，其余25％、12.5％、6.25％及3.12％等的斜面上，到21天后，均无白色菌落出现；而以对照的单纯沙柏劳培养基斜面，于接种第 7 天即菌落出现，到 21 日已满布白色菌落，从这些结果中可以看出：羊蹄浸膏在沙柏劳培养基中的最低制菌浓度，为 3.12％与 1.56％之间。

羊蹄浸膏的制法：用羊蹄根切片晒干，研成细粉，取羊蹄根粉 100g，置于渗滤器中，用 70％酒精 500mL，反复渗滤 24 小时，取其滤液，置水浴上蒸发至浆状，干燥器中干燥即成。

羊蹄酊剂即以此粉溶解于 70％酒精中，制成 50％、25％等，视需要浓度配制。

该文又称：用羊蹄根浸膏的酒精溶液，抹治皮肤圆癣及香港脚等皮肤病，外用五至七天后，症状就有显著的减轻或消除。（《北京中医》：1·30。1953.6.15）

羊蹄根的成分：含有"克雷梭反酸"（Chrysophaic acid）、"大黄素"（Emodin）、"蒽醌"（Anthroquinonc）及"鞣酸"。（伊博恩氏）

根据朱氏的意见：确认"克雷梭反酸""泻素"（大黄素）及"蒽醌"，在化学上均为蒽醌（Anthbracene）的衍化物，而"驱虫豆素"（Chrysarobine）的化学构造，与蒽醌也有关系。因此可以推论"克雷梭反酸""泻素""蒽醌"和"驱虫豆素"是类似的物质。驱虫豆素既系皮肤病特别是霉菌感染的常用药，羊蹄根的治癣及民间经验的研究，似乎可以获得一些线索了。

镇痉镇咳的蚱蜢

蚱蜢在夏秋时农村稻田间到处都有，因它嚼吃稻叶，故为庄稼的害虫。但是它本身富有蛋白质，可以捕捉炒食，味很鲜美。还可作药用，治哮喘、小儿百日咳、惊痫、痉挛等，煎汤，或烧存性研末服，均好。我们应该发动群众，大家捕捉，既可除庄稼之害，干燥收藏，可供食用或作药用，一举两得。

赵恕轩《本草纲目拾遗》云：一种灰色而小者，名"土礤"，不入药用，大而青黄色者入药，有尖头、方头两种，治咳嗽、惊风、破伤，疗折损、冻疮、斑疹不出。

《王氏效方》：治鸬鹚瘟，其症咳嗽不已，连作数十声，类哮非哮，似喘非喘，小儿多患此，用稻田中的蚱蜢十只，煎汤服，三剂愈。

《百草镜》云：鸬鹚郁，小儿有之，其症如物哽咽，欲吐难吐之状，久之，出痰少许，日久不愈，治以干蚱蜢煎汤服。

《百草镜》：治急慢惊风，霜降后，稻田中取方头黄身蚱蜢，不拘多少，与谷共入布袋内，风干常晒，勿令受潮虫蛀，遇此症，用十只或七只，加钩藤钩、薄荷叶各一撮，煎汤服下，渣再煎服，重者三剂愈。李东莱常施此药，据云：山东王虫尤妙，每服只需两个（按："山东王虫"当系"蝗虫"，蝗虫与蚱蜢同类，当有同样功效）。

《救生苦海》：治破伤风，用霜降后稻田内收方头灰色蚱蜢，同谷装入布袋内，晒干，勿令受湿，致生虫蛀坏，常晒为要，遇此症，用十数只，瓦上焙燥，酒烧存性，服下立愈。

《本草纲目拾遗》：治小儿惊风，用蚱蜢不拘多少，烧存性，砂糖和服，立愈。

又方：治急慢惊风，用蚱蜢，量人大小、多寡用之，煎服。

王立人《易简方》：治急慢惊风，用"蚂蚱"（即本品）焙干为末，姜汤调服少许，立愈。

王站柱不药良方：治急慢惊风，先用白凤仙花根，捣汁半盏服下，即用方头蚱蜢焙干研末，滚水调下，即愈。

王良生救急方：治产后冒风（痉挛），用干蚱蜢数十个，瓦上烧存性，好酒调服。

养素园待验方：治冻疮，用方头黄色蚱蜢，风干研，香油和搽，掺上亦可。

编者按：古代记载之小儿惊风、急慢惊风、破伤风、产后冒风等，均有痉挛症状，即此可知蚱蜢有镇痉之功。"鸬鹚瘟"即百日咳，其咳有痉挛性。本品确有显著之镇痉镇咳作用，编者曾试用于小儿百日咳痉挛期及支气管喘息咳嗽等症，觉其颇有缓解痉挛之效。但破伤风及惊风，惜无机会，尚未试用，照理亦当有效。本品无毒，农村中可取作应急之用，并无流弊。

又：麻疹透发不快，我们常用鲫鱼煮汤，给病儿饮服，确有极大帮助，鲫鱼味鲜美，又富营养作用。蚱蜢富含蛋白，也有营养作用。赵恕轩称"斑疹不出"，当系麻疹发出不快，亦可以蚱蜢煎汤，帮助透发。

用量：成人每日大的方头蚱蜢二十至四十只，作煎剂，或焙燥研为细粉，每回三至五分，一日三回，温水或黄酒少量送服，小儿依年龄体重酌减。但本品无毒性，用量稍有出入，也不妨。

蚱蜢为节肢动物昆虫直翅类，飞蝗科，原名"皇蚕"。体圆长形，色青绿带灰褐，额上有触角一对，不甚长。前胸部膨大，色灰褐，背有半透明之翅两对，前翅狭长，后翅广阔，有足三对。后肢特长大，善跳跃，不能远飞。产卵于土中过多，翌年夏季繁生，为稻禾之害虫，捕之可供食用，亦作药用。种类甚多，入药以大而青黄色者为佳。

"蝗虫"又叫"飞蝗"，形状与蚱蜢相仿，头方、体大、翅强，能远飞，繁殖力更强，为害庄稼更大，供食用，亦作药用，效用和蚱蜢相同。

治高血压和神经痛的杜仲

杜仲是一种树皮，很厚，若将其折断，则折断处有强韧如丝光之纤维状胶质，拉之有弹力。此物各地中药店都有，为中医常用药，有很好的强壮作用，能治腰膝痛、神经痛、高血压、妇人产前产后诸病等，非常可靠。

治腰背神经痛、坐骨神经痛、脚膝酸痛，转侧及行路不方便，用杜仲三至五钱，黄酒半杯，水半杯，煎至半量，去渣，一日两回分服，大抵服二三回即见效。杜仲须用黄酒同煎，或用水煎后，冲入热黄酒同服，效力较好。不善饮酒及不宜用酒之病人，以酒水合煎为佳，因酒性经过沸腾后容易散失，煎时用酒，则杜仲之医疗成分容易煎出

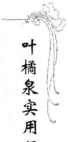

（溶解）。

妇人怀孕后，三至四个月流产者，往往容易成为习惯性，在怀孕后腰背酸痛，用杜仲有安胎、保胎、防止流产之效。用杜仲五六钱，续断二钱，黄酒半杯，水一杯，俟水酒煎至半量，去渣，一日分二三回，食后服，在怀孕二三个月时起，每月服二三剂，如觉腰背酸楚时，即服一二剂，同时静卧，休息数天，安胎、防止流产早产，确有著效。如果孕妇兼有下肢浮肿者，此方中再加白术三四钱同煎，若觉有阴道出血（见红）时，此方中再加生地五六钱同煎，并须绝对卧床休息，大都可保持不致堕胎。

产后乳汁少，用杜仲三四钱，陈黄酒浸一夜，大鲤鱼一尾，去肠杂，纳杜仲于鱼腹中，略加浸杜仲之酒少许于鱼中，煮或清炖，鱼熟饮其汤，亦可连鱼食之，汤水应充分，加入适宜的调味料，使其汤汁味鲜美，则效果更好。

妇人神经衰弱，头晕、心跳烦躁，夜里睡眠不安等，用杜仲二三钱，酒浸后煎服，或用杜仲煮粥吃。

杜仲又能治高血压，头晕脑涨、颜面升火（古称"肝阳"）等，每日煎服一钱，连服数日，即见效，这是前苏联先进医学的经验。用杜仲一钱，茺蔚子一钱，黄芩一钱（中药店均有）同煎，更好。

杜仲酒方：杜仲五两，石楠叶二两，羌活二两，川芎一两五钱，桂枝一两，切细，陈绍酒将药浸没，夏三日，冬七日，去渣，再浸，以浸出药汁为度（约浸二三回），将酒合并，瓶中收贮，每日食后饮半小杯，治腰膝酸痛，运动不随意，以及各种神经痛，老人衰弱，步履不方便等，均有效。

消肿解毒的凤仙花

凤仙花各地都有，为一年生草本。茎似牛膝，叶为广披针形。夏季开美丽之花，有红、白、紫及杂色等，其形似"飞鸟"状，红色的花可染指甲。结果似小桃，果皮有弹力，熟则裂开，散布种子甚远。

茎、花、子都可当药用，白花者更佳。

白凤仙花之茎叶，煎汤洗浴，治关节风湿痛，卧床不起者，有卓效。

跌打受伤肿痛，用白凤仙花及叶，捣烂，涂伤处，干则换之，一夜即愈；若在冬季，收集干者，研细水调涂之。

喉头骨鲠，不拘鱼骨、鸡骨，用凤仙花子（中药店名"急性子"），置乳杯中，加开水研取汁，去渣，滤清，频频呷入咽，其骨即软而下。此物最能软骨，故咽时切勿沾及齿牙。

噎食不下（食道癌初期之类），用凤仙花种子，酒浸三日，晒干为末，酒为丸，如绿豆大，每服八粒，温水送下，如丸药吞咽不便利，则用丸子二钱，煎汤饮服，亦可。此药性强烈，不可多服，见效即停用。

膈病（食管病及胃病咽下障碍或吐出等），用凤仙子炒焦黄色，研细粉，每服一至二钱，陈酒送服，有卓效。

李时珍云：凤仙花解毒有卓效，如为毒蛇咬，即用白凤仙花，擂，酒服二钱，即解。

《卫生易简方》：治马病，用白凤仙花连根带叶熬膏，遇马有病，不拘何病，用此膏涂抹马眼四周，即汗出而愈。

民间经验，治热疖肿痛，用白凤仙花捣烂，涂患处，一夜即消。

祛痰止咳治疮止血的丝瓜

"丝瓜"为农村里各地都有栽培的菜蔬之一种，夏季小菜市场也很多。其果实嫩时皮色青绿，形圆，长一两尺，煮食清香味美；霜降后则老熟枯瘪，皮内无肉，只留强韧之纤维，如经络贯串，房隔联属，内有黑色扁平之种子。中药店有备，名老丝瓜络，可充垫鞋履之底及洗擦之用，亦入药用。

丝瓜的成分：含有"皂甙""植物黏液""木胶""脂肪""蛋白""维生素 B 及 C""硝酸钾"等。

丝瓜藤水，为祛痰止咳之妙药。丝瓜藤水之取法：秋后，在离地三五尺之处，剪断丝瓜之藤，另用较大之瓶，承受滴出液汁（瓷瓶、玻瓶均可），将根部剪断之一端，倒塞入瓶口内，藤茎剪断处自有液汁流出。一日夜乃至数日，有多量之液滴出，瓶盛满，则另换空瓶，尽量承受，即将此水饮服，每日数回，每回约一酒杯，稍多亦不妨。治急慢性气管炎、咳嗽喘息、肺脓疡、肺坏疽、支气管扩张、痰多咳嗽等，有卓效。

以此水洗面、洗衣，能去垢腻，作化妆品，能润肌肤，故又称"美人水"。《救生苦海》称此水为"天萝水"，因丝瓜又名"天萝"之故，并称固封埋土中，年久愈佳，治双单娥（即扁桃腺炎肿，一侧腺炎肿为单娥，两侧肿为双娥），饮一杯即愈。又可消痰、清火，解毒如神，治肺痈、肺痿，更效。

赵学敏云：萧山一老妪家，市"肺痈药水"，三服立愈，门庭如市，已数世矣。王圣俞曾得其方，即此水也。于立秋日取丝瓜水，贮瓮中，愈陈愈佳云。

日本民间药诸书，记载此水治感冒、气管炎剧咳，有卓效；又用涂烫火伤及蜈蚣螫，极妙，并用以解酒醉。

《直指方》：痘疮透发不快，初出或未出，多者令少，少者令稀，用老丝瓜连皮烧存性，研末，砂糖水服。又方：治痈疽不敛，疮口太深，用丝瓜捣汁，频抹之。

严月轩方：治风腮肿，丝瓜烧存性，水调服。

丹溪方：治阴茎溃烂，丝瓜捣汁，和五倍子末频搽之。

其他古代记载：治面疮、坐板疮、天泡疮、冻疮、痔疮、喉闭肿痛、头疮、疔疮、烫火伤、刀疮，均用丝瓜汁或叶捣涂，或烧存性外用，不胜枚举。

编者曾亲见农民用嫩丝瓜叶捣汁，涂皮肤化脓性炎症，每应手见效，并会见有肺痈吐脓痰，饮服丝瓜藤汁治愈之实例。现在推想，疑此物或有抗生作用，这是值得推广应用的一种民间单方。

又：老丝瓜络，制成黑烧（烧存性），尚有止血、止痛之效。丝瓜（老丝瓜络或新鲜大丝瓜制成均可）黑烧，亦称"丝瓜霜"。

《本事方》：治肠风下血。

《普济方》：治下血危笃。

《经验良方》：治酒痢、便血。

《奇效良方》：治血崩不止。

熊氏《补遗方》：治腰痛不止。

《直指方》：治牙痛等。以上都是烧灰用的。

《单方汇编》：瘭疽（即手指头疮）、痛，用丝瓜霜，每回一两钱，一日三回，白汤送服；外用猪油调涂患部。

妇女血崩，用丝瓜霜、棕榈皮（棕毛）霜，等分研匀，每回一两钱，酒或盐汤送服。

饮酒过量便血，用丝瓜霜二钱，空腹时服。

妇人乳汁少，用一两钱，白汤或酒送服。

化痰止嗽，作祛痰药，用丝瓜霜，红枣肉为丸，如枇杷核大，每服一粒，淡黄酒化服。

疝气，睾丸偏垂，每日三回，每回二钱，白汤送服。又方：丝瓜叶烧存性，鸡蛋壳末二两，研和，每回一两钱，暖酒送下。

月经闭止，丝瓜霜用白鸽血调和，做成饼，晒干研末，每服二钱，温酒送下，先服"四物汤"三剂。

腰痛，用"丝瓜子"炒至焦黄色，加入黄酒擂磨，饮其汁，并以其渣敷腰部。又方：用"丝瓜藤根"烧存性，研细，每服二钱，温酒下，神效甚捷。

腮腺炎及扁桃腺炎，用丝瓜霜研细粉，水调涂腮部，或丝瓜茎叶捣汁调涂，更佳。

痘疮透不出，用丝瓜近蒂部切取一二寸，烧存性，白糖调服，每回一钱。

食伤后黄疸，丝瓜霜每服二钱，一日三回白汤下。

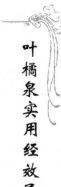

附：南瓜

"南瓜"藤水，采集方法同上。用治鸦片慢性中毒，或除烟瘾，有效。

《慈航活人书》：治烫火伤，用南瓜瓢连子装入瓶内，愈久愈佳，凡遇烫火伤者，以此敷之，即定痛如神云。

利尿消肿止渴解毒的冬瓜与葫芦

一、冬瓜

"冬瓜"为葫芦科一年生蔓本植物。茎蔓延地上，叶心脏形，掌状分裂，夏季开黄花。结果很大，长椭圆形，如枕头，嫩时外皮有毛密生，老熟后，皮上生有白粉如霜。我国各地有产，农家种于田间，供菜蔬食用。此物虽是极寻常之蔬菜，但也有很好的医疗功效，能治水肿、小便不利、糖尿病、脓疡等，简便有效，在农村里，大可供医疗上的利用。老熟冬瓜之皮及皮内之肉，治水肿、小便不利、消渴，都有效。

用量：洗去白霜，削取厚厚之皮，或连皮带肉用，新鲜的每日四五两（更多也可）煎汤，一日数回饮服；或用皮肉阴干，每日约一两煎服。

又：冬瓜之皮与竹叶同煎服，治咳嗽、消渴。

糖尿病，小便多，消渴不止，用干的冬瓜子、麦冬各二两，黄连一钱煎服；或用冬瓜之茎叶，生的或干的，多量煎汤饮服，有卓效。

冬瓜子仁，炒燥研细，每回空心米饮服下二钱，治男子淋浊、女子带下，均有效。

脚气，浮肿喘满，用大冬瓜一个，切其盖，挖去内瓢，装入赤小豆适量，用竹签扦定，以纸筋泥封固，置砻糠火中煨熟，取出淡食；或焙燥为丸，或煎汤饮服，均好。

治肾炎或膀胱炎，小便不利，用冬瓜皮或冬瓜，不拘生、干，与白茅根、赤小豆、玉蜀黍蕊，同煎饮服，分量不拘，有卓著的利尿功效。

慢性盲肠炎、肺脓疡，用冬瓜子一两，桃仁四钱，杏仁三钱，薏仁六钱，甘草二钱，桔梗三钱，煎服，持续服之有效。

痔疮肿痛，用冬瓜子煎汤洗之，能消肿止痛。

小儿下利，口渴，用鲜冬瓜榨汁饮服，极好。

编者按：冬瓜价甚低廉，随处可得，且应用简便有效，毫无不良反应，老冬瓜并易保存久藏过冬。或于秋后取大冬瓜，清洗外皮，连皮带肉切成片，和种子一并晒干收贮，以备应用。请大家留心，多多储备，勿以平易而忽视其效力。

二、葫芦

"葫芦"功效与冬瓜相同。利尿，治水肿，用老葫芦可代冬瓜，或两种并用更好。民间习用陈葫芦之壳，实际上不拘新陈，只需老熟者，连皮带肉煎服，都好。

水肿腹胀，用束腰葫芦，连子烧存性，研细粉，每服一两钱，温汤下，一日三回，连服十余日愈。

消渴、小便淋痛、砂淋，用葫芦一两，煎汤饮服，有著效。

痈疽、恶疮、黄疸，用葫芦之壳煎服，有效。

小儿黄水疮，用葫芦壳烧存性，麻油调涂，即愈。

葫芦一名"瓠瓜"或"匏瓜"，以长如越瓜，首尾如一者为"瓠"。瓠之一头有腹而长柄者为"悬瓠"，无柄而圆大、形扁者为"匏"。匏之有短柄、大腹者为"壶"，壶之细腰者为"葫芦"。菜市场俗称"扁蒲"者，亦为瓠瓜之一种。葫芦形状虽有种种，而苗、叶、皮、子性味则同。

陶弘景曰：瓠与冬瓜气味相类，皆能利水道，瓠瓤中之子，如齿列而长，谓之"瓠犀"；老瓠之壳，可为瓢、为壶，作酒器、饮器之用。

葫芦之种子（瓠犀），治齿痛龈肿，齿根暴露，摇动疼痛，用葫芦种子四钱，牛膝二钱，煎浓汤含漱，一日数回，极效。

治糖尿病水肿胃病的楤木

楤木根皮治糖尿病，有显著功效。用其根，括去外面粗皮，取内皮阴干后，一日五钱，望江南种子（或决明子）五钱，水两杯，煎至一杯，去渣，一日二三回分服，效果非常好。糖尿病人小便中糖分多时，连服一两剂，再验小便，糖分即显著减少，比注射"因苏林"更好。因苏林不能过量注射，本品则可以继续服用，绝无副作用及其他反应，这是最大的优点。

于达望《国药提要》云：楤木之根，用于胃癌初期；树皮治糖尿病、肾脏病，又有利尿作用。本品之煎剂，有似肾上腺素之拮抗作用，因含有 Cholin（胆素）之故。

又：楤木根，每日约一两煎服，可治慢性胃炎、胃弱、消化不良、胃溃疡等，有卓效，用于胃癌初期，亦有良好效果。日本有由本品制成的新药，名 Pirokishin，为胃肠病的注射剂。

陈藏器《本草拾遗》云：楤白皮主治水瘕（按："水瘕"当系"水肿"），煮汁服一盏，当下水，如病已困，取根捣碎坐之，取气，水自下。

楤木为五加科山野自生之落叶灌木。树高丈许，其茎及叶都生锐刺，大树刺较少。叶为大形两回羽状复叶，小叶卵圆形。初秋开小黄白色花，花瓣五片，排列成圆锥花序。果实为小球状，十月成熟，呈黑色。春月采取其嫩叶及嫩茎，可供食用，有芳香，山人采之，叫做"吻头"，又叫"鹊不踏"，因其多刺故也。此植物生于河畔和山间阴湿之地，我国江南、河北、河南、山西、陕西、湖北、江西、四川等处均有

治肾脏病水肿的梓实

梓实又名"木角豆"，治肾脏病性浮肿有卓效。用其种子，成人每日三至五钱，煎汤二三回分服，对急性肾炎浮肿，至多服药二三日，

可以消退。本品与接骨木、决明子、玉蜀黍蕊并用，亦可。

又：本品煎汤，洗皮肤病、疥疮、瘙痒，以及皮肤湿癣、烂疮。用梓叶及皮多量煎汤，作熏洗料，乘热洗浴，有卓著之效。

又：梓树之嫩叶及花，农家可用作养猪之饲料，令猪特别肥大。

梓实的药理：梓实含有利尿作用的物质，该物质为透析性，对于热的抵抗力颇强，使用其少量，直接在肾脏起作用而增加尿量，其功效可保持月余之久，但不起慢性蓄积中毒。（药理的生药学）

梓树为紫葳科落叶乔木，我国各地山野均有。高二三丈，叶对生，有柄，略如掌状，有浅裂，像桐叶而小。夏日枝梢开淡黄色花，花瓣有褐紫色斑。结实像豇豆荚，长达一尺余，其种子有绒毛。

治尿结石小儿疳慢性肠炎的连钱草

连钱草又名"金钱草"，中药店虽非普遍有备，但随处都有，是一种极普遍的民间草药。自生于路旁，尤其是古庙砖砌甬道间很多，其茎横卧地下，遍地密布。春季抽新枝直立，茎方形，高一至三寸。叶为心脏形，边有钝锯齿，叶对生，长柄，有香气。三月间开花淡紫色，唇形花冠。更有"遍地金钱""积雪草""胡薄荷""地钱草""穿墙草"等名。此草的效用很大，主要为治泌尿器疾患，如膀胱炎、肾炎、肾及膀胱结石、糖尿病、黄疸等。

又：治小儿发热惊痫，慢性肺炎，古称疳热等，故日本有"疳取草"之名。此草是强壮药，除解热利尿之外，似还有溶解结石之功。

参考资料：广州王某患膀胱结石，尿闭不下，某医院劝其用手术割除，因舍此别无他法，患者畏惧不果。后经人介绍于草药店购得金钱草六扎，先将一扎，煎汤一碗饮后，小便滴沥而下，呼痛不已；第二碗饮后，排尿比较顺利，但仍刺痛，此后再服，刺痛渐减，数日闻排出碎砂沉积于尿器底者，约半寸许，其病竟愈。

又：贵州某，患左侧肾脏结石，经贵阳市某美籍医生割去左肾而愈；数月后，右肾部觉痛，经 X 光检查，又有结石，但不能再割。后遇乡老介绍，采取此鲜草，每日一两余煎服，两星期后，排尿时觉溺管中不适，于尿中发现砂粒甚多，腰痛渐减，后续服，每日增至六两，约服两个月，尿中不见砂粒，从此腰痛亦不再发，后至贵阳仍请前诊之美籍医生检查，X光透视结果，右肾之结石已杳然无存矣。（《星群医药月刊》4期，肾与膀胱结石和金钱草）

《中国植物图鉴》云：连钱草（应用）茎叶，可作强壮剂，治慢性肺炎和泌尿系统炎症，极有功效。

鲜草之汁饮服，治小儿惊痫，有妙效。

《民间药用植物志》云：感冒、支气管肺炎及泌尿器卡他，用"疳取草"煎服，有卓效。

于达望《国药提要》云：积雪草为解热、镇咳、止血、止泻、利尿药，民间用于治小儿之疳病。

《民间疗法四百种》云：小儿疳，鼻下赤，时时起痉挛者，用连钱草之叶茎，小儿之手一握，水二合，煎取一合，一日三回分服，大效。此为古来有名之治疳药，名"疳取草"。

日本田所良吉，《自疗与民间药》云：糖尿病，用连钱草之叶阴干，水四合，煎至三合，一日三回分服，有不可思议之妙效。

编者对于民间草药素感兴趣，前在故乡（吴兴双林）时，该镇有黄姓草药医，其招牌为"黄镇义堂"，专治黄病鼓胀、五淋白浊，专买草药，包医淋病，常有不少尿道病，排尿障碍疼痛者，给他治愈。所用之药，只乱草一团，已晒干揉碎，无从识辨，但嗅之有香气。我疑或是连钱草，因采取此草，前往请教，诚意地和他联络感情。始知此人系江西籍，为行伍出身，其人年已老（五十余），性情颇豪爽，据称祖传识草药，直言告我，他所用的就是"金钱草"，并谓此草补虚、利湿热，治黄病脱力、淋病等，非常好。他天真地对我笑着说："我老了，吃饭都靠这个草。"我当时即向他保证：决不宣布秘密，从此常去和他扯谈。他还认识不少草药，如"萝藦""活血藤""接骨木"……曾和我一同到市郊乡下去采掘，因此我也增进了对好多种草药的认识。

章炳麟氏"下问铃串，不贵儒医"这句话，确实不错呀！

连钱草是否真正能溶解结石，还待进一步的研究，但它对于泌尿器疾患及小儿发热惊疳有效，却是有多方面事实可以证明的。《中国植物图鉴》的记载，大概是根据日本文献而来，日本所谓"小儿疳"，大致是衰弱小儿的痉挛质。

陈藏器云：主暴热，小儿寒热，腹内热结，捣汁服（按：日本民间应用，大都即是根据我国经验而来的）。

苏颂云：连钱草江东吴越丹阳郡极多，彼人常充生菜食之；单服，疗女子小腹疼（按："女子小腹疼"似与泌尿器病有关）。

总之，连钱草对于泌尿器疾病及小儿热病痉挛等，有广泛采用的价值，且随地都有，不需钱，既可充菜茹，可知安全而绝无毒性。春季多多采集，阴干保存，为农村中一种理想的家庭良药。

整肠止泻治痢疾的牻牛儿

一、牻牛儿的治效

牻牛儿这个药草的名词，在一般人还是很生疏的，因为它在国内应用不广，我本想不写了。可是它实在是一种很好的有效妙药，而且我们乡间的确也有产生的，可惜它已经没有土名了，已沦落为无名的杂草，所以祖国医药界对它更加陌生了。现在把它较详细地介绍在下面，希望读者们，尤其是中药业同志们，在夏季里留心把它收集起来。万一无法找得的话，也可用"老鹳草"来替代。

1. 本品是胃肠病的妙药，治下痢，无论何种原因的下痢，都有效。它止痢的作用，不若其他收敛药的止痢后发生便秘等不良后果。即使是便秘的患者，服用本品后，大便即通顺，这是不可思议的作用。对于"赤痢"腹痛，下血便黏液时，先服"蓖麻油"二三匙以通大便，后以本品五六钱，浓煎顿服，可以很快地解决问题。急性的下痢，照此方法，大抵二三回全治的很多。

对慢性顽固的下痢，或小儿消化不良性之恶性下痢，而致衰弱的，

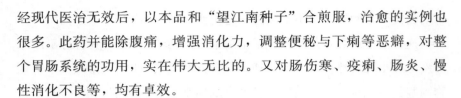

经现代医治无效后，以本品和"望江南种子"合煎服，治愈的实例也很多。此药并能除腹痛，增强消化力，调整便秘与下痢等恶癖，对整个胃肠系统的功用，实在伟大无比的。又对肠伤寒、疫痢、肠炎、慢性消化不良等，均有卓效。

2. 本品不仅对于胃肠病有效于下痢，因其作用不简单，如和赤小豆同煎服，并能用于脚气；又对于肺病、肝脏病、肾脏病、妇人子宫病等，差不多对于内脏全体均有伟大的效用。又如有月经异状的子宫内膜炎，用本品而获治愈的病例；在不妊症的妇女，用本品与"望江南种子"（或决明子）合煎，持续服用之后，三十余岁而获得初次怀孕的实例也很多；有些妇女，甚至因此而连年生育，于是不愿再服者。这两种药草合用，疑有改善代谢机能之效，似与维生素 E 有同样的功用，且效用更显著。

日本三田农林学校的校长过川氏，对此草作了三十余年的体验，写了一本专门研究"哈武草与牻牛儿"（望江南日本俗称哈武草）的著作，书内盛赞本品的效用。他举了很多的实例，认为本品对妇人月经不顺的功效，在现代生殖腺激素制剂之上云。

据筑田氏报告的实例，在日本国内某地区，某年夏季赤痢大流行，且苍蝇非常多，蔓延很快，那一回流行的病例很严重，因通常的赤痢菌侵犯大肠，此时多犯及小肠，故病情更险恶，其时他和他的家族适在该地服勤，疫情蔓延到他的邻近了。他一方面宣传警告，劝大众对便器和肛门、手指等消毒，扑灭苍蝇；一方面收集大量的牻牛儿，分给官舍附近的居民饮服，对已被传染发病者，即以蓖麻油先服，再服本品，很快见效，腹痛止了，下痢减轻了，十之八九皆治愈，未病的服之，都得以防止发病云。因此，他认为本品不但用以治痢疾，并可为痢疾流行时的预防药，治疗服用越早，效果越好。

总之，此药草用于一切胃肠病均有卓效，它对于胃肠内的病理变化的调整，具有意想不到的功能。凡肠伤寒、赤痢、疫痢、腹膜炎、盲肠炎等重症，如能早期服用本品，均有良效。

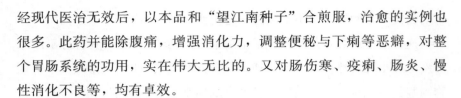

现今一般的学者，对此草的医治效用，认为含有"鞣质"的收敛作用，和制止肠蠕动的镇静作用，作为止痢和止腹痛的解释。然而此草之实际的治疗功效，并不止此两点，其中还有今日科学所不能说明的奥秘，尚有待于此后医药界的进一步研究。

二、用量与用法

用于消化不良之肠卡他，腹痛下痢时，以白花牻牛儿苗，干者约五钱，水一碗半，煎至半碗，去渣，一回顿服，即可见效，连服二三回，往往全治。如下痢有黏液时，在服此药草之前，先服通便剂"蓖麻油"或"大黄""玄明粉"等都可，使泻下一两回，效果更佳。但不服泻下剂，经以此草治愈后，亦毫无后患云。

用于急性传染性赤痢之初起，先服"蓖麻油"，扫除肠中之恶物，即以本品七钱至一两，浓煎顿服，用此分量治愈真性赤痢之实例很多。

如果用治慢性肠卡他时，每日五钱，以水一碗半，煎至半碗，一日分三回，食前饮服。用于其他之胃肠病、消化不良、肾脏病、肝脏病、肺病、妇女月经及子宫病等，本品每日四五钱，与"哈武草"（望江南种子，或决明子）等分浓煎，一日三回分服，食前或食后均可，或代茶频频饮服。

用于脚气，本品每日五钱，与赤小豆一两同煎，一日数回分服。

小儿则依其年龄、体重而递减之。

三、牻牛儿的形状

为牻牛儿科，牻牛儿属，生于田野之多年生宿根草本。茎细长，约二三尺，横卧地上，或稍稍直立。叶掌状分裂，裂成三片或五片，有长叶柄，对生，叶面常有紫黑色的斑点。夏季叶腋出梗，开花有白花或淡紫红花两种（入药以白花更佳），花瓣五片，如梅花状。花后结长形而尖的蒴果（有干壳的种子），熟后五裂，散出种子。此药草名见《救荒本草》，又名"斗牛儿苗"。《植物名实图考》曰：氾水（在江苏的宝应、界首之间）俗呼"牵巴巴"；牵巴巴者，"啄木鸟"的俗名，因其所结的蒴果长而尖，像鸟嘴，故有此俗名。直隶（即现在的河北省）叫它"烫烫青"，言其生叶泡以开水则逾青云。此外，日本尚有"风露草""梅蔓草""神与草""医者杀"等名。

此物在日本据称遍地皆有，到处路旁自生，且妇幼皆知此"肯诺萧鸟可"为治痢有效的民间药，认识很普遍。这是因于他们国内的文字宣传，如《妇人杂志》《主妇之友》等，经常报道疗效的缘故。

此草我国也有，依据《植物名实图考》的记载，则苏北和河北等处，早有认识此草之土名的。又据于达望氏《国药提要》的记载，谓产于浙江的镇海。但苏州附近乡间，亦非不有。忆抗日战争时期，日寇盘踞苏州，此间北局的百货商场，为日本财阀大丸公司所强占，辟为倾销日货的商场，其中有药品部，出售一种"整肠汤"，系以纸袋封箴，外面印刷日文说明，即本品碎切的干草药。编者也曾买过许多袋，试用于肠炎下痢，功效的确很可靠。后又在阊门外日本人开设的"丸三药房"，亲眼见到一乡人送来干草一大捆，给该药房主人"老东洋"（他侨居此地设药房很久，故大家叫他老东洋，老东洋后来在抗日胜利时已遣返日本去了）。这些药草是老东洋代大丸洋行收采的，他取了样子，托乡人照样采集的，可惜当时没有问明那位乡友的姓名和住地，此人大概在枫桥乡一带的。如果在夏季，到该处乡间去细找，一定找得到，如见到开花结果的全草，是容易辨认的。此草有的开红花，有的开白花，白花的功效比较红花的好；日本书的记载，都称"白花牻牛儿苗"，但红花的也可用。不过全草的主要部分在其叶，如叶被虫蠹蛀，则效力大为减弱。希望中药从业同志们，在夏季多多就地收集连花带果的牻牛儿全草，晒干收贮，以供人民大众的需要。

简便有效的祛痰止咳剂桔梗甘草汤

桔梗与甘草是最普通的中国药，全国各地中药店都有备。桔梗是含有桔梗皂甙（Ki kyoosaponin）的刺激性祛痰药；甘草为缓和镇咳药，两种合起来，祛痰镇咳的作用非常好。

气管炎咳嗽，咯痰不爽，用桔梗二钱，生甘草二钱（成人一日量，小儿依年龄酌减），开水泡浸，频频代茶饮，祛痰止咳，功效比白松糖浆等好得多。偏僻乡村，凡有中药店的地方，随处要得到，价值低廉，泡汤代茶饮，很便利。如果咳痰不松的时候，还可加远志一钱；咳嗽剧烈时，不用远志，改用贝母（远志、贝母中药店都有）二三钱。"贝母"药店有"川贝母""象贝母"两种：川贝母产四川，形小；象贝母产浙江象山，形大，两种价值相差很远，而效用相同。江南各省可用象贝母，西南地方可用川贝母，近地产品则价廉，两种都有镇咳的作用。

我国的祛痰止咳药非常多，可说俯拾皆是，也可随症选用下面诸方：

1. 麻黄一钱，杏仁四钱，甘草二钱，生石膏八钱，水两杯，煎至一杯，一日三回分服。此方治急性气管炎及支气管炎，咳嗽气急，或支气管喘息（哮喘病），以及小儿百日咳，都有良效。

2. 桑白皮四钱，款冬花三钱，前胡三钱，苏子二钱，水两杯，煎至一杯，一日三回分服。此方治一般咳嗽及比较慢性的咳嗽，最宜于干咳痰少者。

3. 陈海蜇四两（冷开水洗去盐味），荸荠四两（如无荸荠，可用萝卜代，连皮切片），放砂锅内煮汤三杯，频频饮服。此方治慢性气管炎，早晨咳嗽痰多者。慢性气管炎大都是由急性气管炎咳嗽拖久了而来的，也有烟酒过度滥用而起的，比较不容易根治。西医治慢性气管炎往往用"碘化钾"，碘化钾多服易起胃肠障碍，败胃口，海蜇也含"碘"，可作"碘化钾"的代用品，毫无副作用。此是王孟英方，名"雪羹汤"，旧称化痰药，实际是碘剂的变质作用，如能继续服用，对于慢性气管炎，早晨咳浓痰的非常好。

4. 车前子四钱，粉沙参三钱，潞党参三钱，水两杯，煎至一杯，一日三回分服。此方治肺结核咳嗽，安全而效果可靠。编者临床的经验，感觉到肺结核病人多咳嗽、多咯痰，极容易并发"喉头结核"，故临床上对此常提高警惕，本方能减轻它的咳嗽和咯痰，得以防止并发

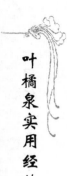
喉头结核的危险，应用本方的效果，相当满意。

治口腔糜烂的蒲公英和野蔷薇根皮

蒲公英俗名"黄花郎草"，又名"蒲公丁"，花黄而独脚如丁，故名。基本属菊科，药用部分为蒲公英之叶、茎及根，各省都有，以本省（江苏）产者为尤良。它的效能我们一向知道是治妇人乳痈、水肿，但它有解热清血之效，根据唐氏方有治痔疮、疔毒的记载，因此屡被试用于小儿口疳糜烂，收效颇良。

事例：有陈姓孩，3岁，口舌生疳，满腔糜烂，内服核黄素，注射抗坏血酸，均未效；改用鲜蒲公英每次二三两，煎浓汁频服，当天即效，越两日腐脱，口腔恢复正常。此药遍地均有，俯拾即是，以后试用多例均佳，实为人民大众之良药。

编者按：本方系南通周筱斋医师介绍，周医师现在通信处在南京江苏省中医院。

野蔷薇属蔷薇科，《本草纲目》卷十八上亦载之，叫做"营实墙蘼"。其花白色或淡红色，中药店有售，叫做"野蔷薇花"。苏北土名叫做"蔷蘼蘼花"，或叫"乔妹妹花"；苏南农村则叫做"刺藜花"。其果实叫做"营实"，有泻下利尿作用，可治肾炎水肿。其枝干多刺，其根皮、枝叶，治口舌糜破有良效。据前苏联学者研究，此物根皮含有大量抗坏血酸云。

据《千金方》所载：野蔷薇根皮可治口舌糜烂，屡经试用，疗效很好。

用法：治口舌糜破，用鲜野蔷薇根一二两，敲碎洗净，剥取其皮，捣烂，用热水浸汁服，或在热水中加蜂蜜少许，浸汁含服，如在冬令，掘取其根五六钱煎服亦可，一般病例，二三服即效。此为樊天徒所亲自经验者。

编者按：本方系樊天徒医师介绍，樊医师通信处在南京邀贵井江苏省中医进修学校。

炙成炭外用治骨痨的猫头

猫头制成黑烧（即煨存性，制法用死猫之头骨，或活猫之头，连骨带肉，皮可剥去，放在黄泥罐中封固后，置炭火中烧成炭），研成细末，每重一钱，加梅花冰片三厘，用真麻油调涂患处。

治骨痨，骨结核化脓穿溃者（俗称穿骨流注），流脓成管，久未收口者，功效极好。

经效事例：钱姓男，12岁，洞庭西山金铎村人。患穿骨流注（骨痨）已两年，经中西医遍治无效，后用猫头炙灰，加冰片少许，小磨麻油调涂，生长新肉极快，毫无痛楚，现已能帮助父母做事了。

又徐姓女，年二十余，患臀部髋骨结核年余，流稀薄脓水，涓涓不绝，后经人传此单方，如法用之，不足一月而治愈。

编者按：上方为上海天潼路新唐家弄万茂里四号费逊之同志介绍，经他亲眼目睹，试用治好者数人，效力确实可靠云。

编者后记（告读者）

读者注意：本书中所说的呷蛇龟是一种稀见的龟，而且价亦昂贵（苏州有几家药店有备，如胥门外杜良济药店，但叫"断背丸"），尽可改用普通的龟。黑烧就是"煨存性"（烧成炭），可将龟杀死，放在新瓦上烧，或用纸筋泥团里烧，或放在任何泥罐中（将龟切碎），再用泥封固后放炭火中烧，到变成炭为度就是。如果没有龟，专用"龟板"（中药店有售）也可以，只要持之以恒，经常服用，大有帮助。

又"青大将"就是"青梢蛇"，或称"乌梢蛇"，简称"乌蛇"，上海、苏州等处中药店均有，黑烧方法同上。

"楤木"，中药店无售，我处也没有大量储备，恕难供应。此树湖南等省山中有的，其他各地山中也有，读者最好请教当地农学校或林学校，以及农林机关的农林学专家们，他们都知道的。"梓实"，各地野外都有，也可请教农林学家，请他们指示就可。"望江南"这一药是有地方性的，像苏州、南京等处草药店均有售，今后似应归各地供销合作社购销，但一般中医很少应用此药，所以普通中药店往往不备，其实价廉物美。

"决明子"有的地方叫"草决明"（有别于"石决明"而言），但形似鸡冠花子的青葙子，也叫草决明，不过青葙子是很细的（比苏子还要细）。本书中说的决明子，又名"马蹄决明"，它是草本，也可叫草决明，入药用的是它的种子，所以叫"决明子"。这种子，大如麦粒，色青黄或褐黄，菱方形，有些像马之蹄趾，故称"马蹄决明"。望江南与决明子都是豆科植物，果是荚果。望江南种子是扁圆形的，如无望江南，改用决明子也同样有效。

"牻牛儿"最近发现北京、山东等处中药店有售，他们叫"老鹳草"，民间叫"老鸦嘴"，读者如需要，可函"北京公私合营之同仁堂中药店"或合作总社中药部。（上面所述的民间药，因过去医界不重视，药店也备而无用，甚至有名无物，今后如有各地供销合作社收购，则乡间产量是很多的）又"连钱草"已见各方报道，治沙淋（膀胱结石）是有效的。但此药野外常有之，中药店尚无售，据编者目前所知，该药在"上海成都北路山海关路口明济堂草药店"已经有售。

拙著发行后，读者经常来信询问以上诸问题，致使穷于应付，但因我的工作很忙，每天有很多的来信，事实上不能一一奉复，特作此总答复，请读者诸君鉴原为荷。

叶橘泉

1955 年 8 月

附录：试用单方实例报道

一、泥鳅滑涎的治效

报告者：赵哲初 安徽南陵奎潭镇

1. 梁可治，男性，20岁，业农，住奎潭镇建福乡。患流火。主诉在六七天前忽然恶寒发热，在右腿股胯处现红筋一条，肿硬疼痛，起步时牵引作痛不已，难以行动。我用牛膝、薏仁、川柏、连翘、银花等，使服二剂；外用泥鳅涎敷患处。五天后，患者能外出，即来我处，视之竟炎肿消退，业已告愈。

2. 徐子汉，男性，34岁，业农，住奎潭镇黄塘乡。患流火。主诉在八九天前，由田里栽秧回家，晚间忽发寒热，一夜未入睡，黎明热退，突觉股胯处肿硬作疼；第三日早晨，局部出现红筋，小腿、足胫疼痛肿硬甚剧，当时曾就附近诊所注射西药并内服药片，终无寸效。经我诊断后，应用泥鳅外敷法，不料半小时后疼痛即轻减；另给内服药外，仍继续用泥鳅外敷，施治计四日，痛肿全消。

3. 梁步升，男性，业商，住奎潭西街。患流火。主诉小腿肚肿胀，已两月余，迭经他处诊治无效。我诊治时，小腿肚异常肿胀，现红晕，甚痛，即用泥鳅外敷，另给内服方，数日后肿痛完全消退，收效神速。

二、郁金治胆囊炎的实例

报告者：崔立源 内蒙古垚桂图旗公安部圆里河第二劳改大队医务所

我是男性，业医务，患的是胆囊病。在1953年5月发病，起初在右侧肋骨弓处有轻度疼痛，以后疼痛日增；发病十天左右就出现消化不良，大便灰白色，渐呈腹泻，时有恶心，但不呕吐，身体逐渐消瘦，如运动时，疼痛愈益加剧。

诊治经过：在未治疗前，能摸到肝脏胀大，但无门脉循环障碍现象。经内蒙古后防医院五个大夫的会诊，并作X光透视及种种实验诊断，结果证明是胆囊炎。每天用青霉素油剂注射（1mL）及维生素、葡萄糖混合注射，内服磺胺和酵母制剂，连续一月有余，症状不见轻减。这时医院方面主张施行胆囊手术，本人未能同意；他们要我去北京诊治，又因工作关系，未克成行而作罢。后来我到了白城县十六区卫生所去就治，用的是中药"龙胆泻肝汤"和"舒肝片"等，计共五十多天，效果较好。

到了 1953 年 11 月间，本病又告复发，我在乌市的中医药诊所治疗了二十多天，仍用"龙胆泻肝汤"，但不见效果。在 1954 年 1 月间，因乌市中心医院赵大夫把《实用经效单方》一书介绍给我，我看到书中广郁金的疗效，就开始试用，现在宿疾已告痊愈。

我用的是广郁金，每天二两，煎汁，食前分三次服用。开始时腹部觉痛，晚间尤甚；第 2 天就改为食后服，但夜间腹部仍痛，这时我就在中午另服硫酸镁 25g；五天以后效果大显，大便泻出黑紫色；连泻了三天，大便呈黄色，腹痛渐减，肝脏肿胀亦消失。前后用药十三天，完全治愈；现在已经几个月，也没再发。

就我个人体验，这是非常经济而有效的良药，过去化去了公费一百多万没有治愈，现在只用了七万多元就治好了，确是值得重视和推荐的。至于食前服用时，如系单味应用本品而不配伍他药，对胃部是否有刺激性，也希望同志们加以研究。

三、石蒜蓖麻外敷消水肿的实例

1. 湖南衡山县二区卫生所张东同志报告：石蒜、蓖麻子捣烂，敷足底，这治水肿的单方我们正在试用中。石蒜我们地区很多，有的农民家里田园边常有生长，因为现在正是枯苗时节，所以找不到很多，如果正当有苗或开花时，挖找当无困难。目前我与一位姓魏的同志（魏同志在此处联合诊所工作）共同试用于严重水肿的患者两三人，均收良好效果，不过临床观察尚不够详细，经再观察后，另函报告。（1954 年 6 月 20 日）

2. 湖南祁阳县北马路十号，傅澄清同志报告：我的戚友罗耀光，男性，24 岁，业农。他性喜捕鱼，因伤湿而病水肿，自足肿至面部，经中西医诊治无效。我用手按其足部，有陷凹不起，小便不利，饮食也减少了。我介绍他用石蒜和蓖麻子，捣烂敷两足心，并内服壶卢煎汁，三日后小便频数，肿由面部先退，七日后完全治愈云。（1954 年 8 月 1 日）

四、白芷荆芥治偏头痛的报告

1. 浙江孝丰、塘浦，胡逸人中医师报告：近有门诊病妇患头风痛，经卫生院治疗和服中药多剂，均未见效，来我处后，经用针灸治疗，又告失败。我于无法中检得《实用经效单方》治偏头痛方，依法用白芷三钱，荆芥三钱，令其煎服，只一剂而痛止，三剂竟治愈了。（1954 年 6 月）

2. 上海华东师范大学刘约真同志报告：白芷、荆芥治偏头痛方，的确有效。日前此间有一老妪，患半边头痛，从晨至午，痛不可忍，数月于兹，今服该方三日，当即痊愈。（1954 年 8 月）

五、夏枯草治瘰疬

报告者：关培善中医师　江西泰和县七区津洞街

患者姓名关元贞，性别男，年龄 19 岁，职业商，住江西省泰和县津洞街。

病状　瘰疬左右都有，初起左边一颗坚硬的，越来越大，没有疼痛，经过手术两次，尚未收口，里面时常有脓，至今已有半年，还没有结口。

病历　自本年元月起病，左边颈部有一颗很坚硬的瘰疬，初起如算盘子大，过了一个多月有鸡蛋大了，经过草药、中医、西医治疗都无效，反而发大，从那时起，右边又发出一两颗，左边也加发了一颗，结果由西医动手术两次，内服药丸并注射等。本年二月间，住吉安市立医院治疗和检验。

治疗经过　经过注射链霉素，又注射对氨基柳酸钠，又注射异烟肼，服异烟肼片，局部吸脓，结果经过手术两次，住了三个多月的医院，那两个刀口到现在还没有结口。

病名　土名叫"癌子"，中医叫"瘰疬"，西医叫"化脓性淋巴结结核"。

应用药方　应用夏枯草（干的）每日服一两，疮口用夏枯草搽洗，外用干纱布贴住，每日洗三次，共用去夏枯草一斤六两，治疗时间二十八天，现在完全结好了口。我观察了半个多月，不曾再发生本病了。

六、应用单方实例的报道

报告者：王闻归　浙江浦江塔山脚

例 1

患者姓名陈秀芳，性别女，年龄 43 岁，职业医务，住上海小东街159 号。

病状　胃部感觉坠重不舒，夜间尤甚。

病历　病已多年，历经中西医治疗都无效，1953 年拟用手术割去胃之一部，以期根治，后因沪地病床极端拥挤，一时不易入院，同时又兼患十二指肠溃疡，不宜手术而作罢。

诊断　经过科学的详细精密的诊断，认为其胃下垂程度极为严重，其胃底竟在脐线以下 2 厘米。

病名　胃下垂、十二指肠溃疡。

应用单方　用"枳实与枳壳"方，每日服江枳壳浓汁，分量为一两，连续服用十日，结果据来信称：服该药后，症状立即感觉轻快，唯停服后不数日，病症又恢复原状，到目前为止，一共已服了七八斤之多。

附注：服此药后即转好，停服后又恢复如故，未知连续久服半载或一年，能望痊愈否？

例 2

患者姓名王修明，性别女，年龄 19 岁，住浙江浦江塔山脚。

病状　左髌骨下因碰伤而致溃烂，红肿热痛，炎症颇剧，步行稍感不便。

病历　7 月间偶因碰伤，遂发生溃疡两处，出脓如指头大。

诊断　身体瘦弱，胃口颇佳，体温正常，脉搏沉弱。

治疗经过　曾贴中药铺之普通膏药，后又敷粉剂，但炎症不见转轻。

病名　关节炎。

应用单方　用"野菊花"方，采取新鲜之野菊花，每次一大握，浓煎作湿罨包，内服每日二次，每次 20mL，一连五日，炎症即渐向愈。停治后盖以膏药，不几日便收口长肉了。

附注：该药煎汤罨洗溃疡，确有卓效，唯其煎取之药汁，未知有何法能使之不致变质，俾便长久应用。

例 3

患者姓名叶桂雪，性别女，年龄 25 岁，职业家务，住浙江浦江白沙区石埠乡塔山脚村。

病状　因产后子宫内翻，于 1953 年 10 月 12 日在浙江妇幼保健院手术整复后，虽经平卧休养数十天，以子宫韧带将有一年之扩长，既经整复，一时还未能短缩完全，故仍有坠重之感。小便频数，余无所苦。

诊断　身体瘦弱，胃口不佳，体温、脉搏等正常，小便频数，大便秘结。

应用单方　用"枳实与枳壳"方，用江枳壳一两浓煎，加糖三次温服，当日即见症状轻快，连用五日，小便频数、坠胀等感觉顿然若失，刻已怀孕而将临盆矣！原有脱肛症，同时亦愈大半。

附注：中医多以枳壳为破气行气之剂，每谓气虚者服之、尤其大量时恐有不利，今事实证明全是无稽之谈。该单方价廉物美，功效卓著，治阴道脱出等，可代替西医之外科手术。

例 4

患者姓名项桂生，性别女，年龄 47 岁，职业小工，住浙江浦江白沙区刘源乡蒋畈村。

病状　全身皮肤萎黄，略作气喘，指甲与嘴唇黏膜均呈苍白色，经闭，无力、不能做工。

病历　怎么起病也弄不清楚，已有好多年，家境亦贫，吃食不匀，营养不良。

诊断　脉涩，面黄，体温、胃纳、大小便、睡眠均正常。

治疗经过　因家贫，未能延医诊治，闻我以针灸治病，贫病送诊，故来求医。

病名　贫血（黄胖病）。

应用单方　绿矾一分，和入党参、米仁各五分，共为细末，一日一次吞服，连用十日，并佐以关元、气海、足三里之自灸。日期是在1953年7月11日。去冬、今春曾遇见数次，她很高兴地说："谢谢你，自从吃了你开的方药和施灸后，身体好了，力气也长起来了，现在我每天替糕饼店中磨米、麦粉等；这药很好，价钱又那么便宜，服药后，连我已没有了快三四年的身上（指月经）也按时而来了。"

附注：本方补血有卓效，经闭之由于贫血者，补其血则经自通，农村中患此者当不在少数，宜推广应用。方内用党参、薏仁滋养调味，系遵叶橘泉医师之嘱咐。又绿矾并非"胆矾"，成分不同，切勿误用。

例5

患者姓名郑敏寅，性别男，年龄29岁，职业农，住浙江浦江白沙区墩头乡里井村。

病状　贫血苍白，精神萎靡，自诉走路乏力，虽能食饮，不会劳动。

病历　数年前患病（何病不明）后，未能好好调养，还要从事生产，以致体力逐渐不支，日甚一日，到目前（1952年6月28日，时年27岁）已两年多不会做活了。

诊断　舌苔薄白，脉沉而弱，胃纳颇佳，体温、睡眠、大小便均正常。

治疗经过　曾服中药数剂，无效。

病名　贫血（黄胖病，但非钩虫病）。

应用单方　绿矾一分（炒），党参五分，米仁五分，共研细末，为一日量，一次吞服，连服七日。因我本是针灸医，他来原想要求针治，但我以贫血患者宜投服铁剂，较针灸疗法见效尤速，姑为点关元、气海、足三里诸穴，嘱于每晚临卧各自灸三小壮，也是七日，与药物取得配合，约十日来复诊，已愈其大半，体力已有增加，察其面色略转红润，已见疗效，再嘱如前法内服、外灸七日。去年与今年曾屡次探询其同村来诊之病家，皆称其人身体已甚强壮，能每日劳动，未生过什么疾病，去年并曾去金华做公路好几个月哩！

附注：该单方药品价廉物美，功效卓著，值得在广大农村中采用。真是"单方一味，气煞名医"。我是初出茅庐的医生，因运用此方，竟轻而易举地治愈了 2 年不能劳动的青年。

七、枳壳的治效

报告者：韩士珍　中医师　陕西扶风四区五乡椒生沟

患者病历　朱凤英，性别女，年龄 36 岁，住香里村。患小腹胀满，小便频数，急迫难受，已四月余；经卫生所医师注射青霉素，内服西药，又经中医诊治服中药，都不见效。

应用单方　取枳壳一两煎汤，一日三回，稍见功效，五日共服五剂，就完全治愈了。

八、经效单方的报道

报告者：华安诊所　福建龙岩　胡雷

1. 永定县七区淑雅乡张德芳之子，现年 7 岁，于本月来所就诊。据其父言：他儿子的睾丸不知何日竟肿大了，因最近为他洗澡，才发现左边睾丸稍膨大，即请中医治疗，据大夫说，中药无法治疗。后经我们检查是"疝气"，该病在西药上亦无特效药，于是教他自己到中药店去购枳壳二两，分四剂煎水服下，每日服一剂，以后其父来告，业经痊愈。

2. 莲唐乡范王娘，女性，现年 61 岁，患偏头痛，曾注射及服西药无效。又本市沈文何，男性，现年 42 岁，亦患偏头痛，曾服复方阿司匹林片，只能抑止一时之疼痛，不能根治，复改用针灸疗法亦无效。结果该二患者皆用白芷、荆芥粉各一钱，一次内服，只服了一剂，疼痛大为减轻，再服一剂，竟告痊愈。

九、关于淫羊藿的副作用问题（编者）

本书之淫羊藿黑烧（即烧存性），据南通市中西医联合诊所朱良春同志说：他试用了数十例，对神经衰弱而健忘、失眠的患者，有显著的效果，似乎比"三溴剂""脑方须"等好得多。可是他曾遇到个别的病例，服后有呕吐的副作用。据他说是装入胶囊中用的，每日三次，每次服 2 粒（每粒装 0.2g），食后服，估计约有十分之一的病例有此副作用。后经王励吾及周筱斋医师等试用同样感觉有此副作用，但对失眠亦是较有效果的；且王医师及周医师发现在副作用的病例中，有一例流鼻血，一例则头晕、口燥、口渴，其他虽尚有几位医师曾试用，但效果不明显，因以上各位医师的试用，都是和另一些方药合用的（朱良春医师的应用，是否单独用？抑配合应用于其他处方中？容再去函了解）。

此外我曾介绍给南京干部疗养院宋主任医师，试作集体治疗之用，因该院有着二十多位慢性病员，都或多或少地兼患神经性的失眠症。他们是单独应用的，每日的剂量不足 1g，装入胶囊中，分二三次于食后服用，服三至四天，暂停二至三天再服，据称对失眠的效果尚不差，而呕吐等副作用也没有发现。即此可知中药的临床实验并不简单，它的功效和副作用之肯定或否定，或与应用方法有关，也不能轻率地遽下定论，今后还需读者同志多作进一步的研究。

我希望在试用时最好单独使用，每日的剂量，用其炭末（烧存性，也叫黑烧）1g（约三分），分作三次，食后服，装入胶囊，或用红枣肉做成丸剂，如果发现呕吐时，应立即停服或减轻其用量。总之，我们在实验任何中药单方时，均需有科学的纪录作精细的观察，用客观的态度作慎重的判断，才不致造成错误的结论。

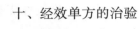
十、经效单方的治验

报告者：成秋帆　郭恩和

患者　王自新　董新铭　住西安市碑林区圪塔寺十号

我们是两个骨结核病患者，一个肺结核；一个骨结核（腰部）兼鼠蹊部淋巴结核，兼睾丸结核，在以前都很严重。后来当我们转向中医治疗之时，因西安市中医少，对这些病都没有很好的疗法，于是我们便搜罗中医书籍，自己医治，起先从王洪绪所著《外科证治全生集》为主，如骨结核病人在吃了三个月的小金丹之后，病势便趋于好转，而在吃了《实用经效单方》中的"摄龟壳"之后，体重增加，食欲增强，差不多和好人一样了。我们认为《实用经效单方》是最好的书籍，它不但神效，而且省钱、简便。又患肺结核病的郭君，他在吃了"蛋黄油"之后，咳嗽消失，发烧停止，食欲增加。还有"姜汁芋艿糊"一方，我们这里有个小孩，膝盖忽肿，在西医院看了一个多月不好。医院认为是"膝关节结核"，可是在敷了姜汁芋艿糊之后，十天后便症状消失。因试用各方均无流弊，今特综合报道如上。

十一、实用经效单方报道

报告者：河南省洛阳县新四区五龙沟乡诊疗所

1. 车前治咳嗽的疗效

患者：阴兰亭，男，30岁，卫生工作者。

疾病经过：咳嗽已数年，曾有大咯血，X光透视及痰镜检，证明是肺结核。经注射链霉素约100支及内服异烟肼片，其他症状改善，但咳嗽未能减轻，虽服可待因，亦仅暂时止咳；后改用车前子四钱，粉沙参三钱，潞党参三钱（外加地骨皮、桑白皮各二钱），经连续服药一星期后，咳嗽即有显著改善。

2. 蛋黄油的疗效

（1）脓疡：局部碰伤后，化脓已月余，不收口，用蛋黄油约五天后，基本痊愈。

患者二人：韩张氏（女），65岁，农民；俞三甲（男），60岁，农民。

（2）烫伤：用蛋黄油搽涂，干则复搽，立时止痛，两三日即愈。

患者四人：王进波（男孩），4 岁，农家；孙培良（男孩），10 岁，农家；潘子仁（男孩），5 岁，农家；俞小妮（女孩），1 岁，农家。

（3）结核性脓漏：患者女性，25 岁，左腰部冷脓疡，孔口黄豆大，深约二寸许，形成瘘管，流出薄脓水，有臭味，已二年，经过多方治疗未愈。用蛋黄油 10mL，加温后（与体温相等）注入瘘管内，后用纱布塞住，半个月后，脓水已不见，瘘孔附近凹陷处逐渐平复，蛋黄油量只可注入 1mL，二十天后，患者一切健康好转。但因不肯休养，盲目乐观，并从事劳动，有一天晚上，由于搬桌和擀面，操劳过度，终至脓水复流，发烧疼痛，重用蛋黄油，效力甚迟弱，正在继续另用龟板炙灰法治疗中。（编者按：尚未痊愈而提早操劳，以致病况转重者，本篇早有此种例子，幸勿忽视！）

十二、试用单方实例报道

报告者：刘守泉　福建顺昌洋口镇

（一）地榆的治效

1. 患者：江子民，男性，36 岁，业农，住福建顺昌县内。大便后下血盏余，病历五年，经向各中西医服药治均无效。于 1954 年 12 月饮醇酒后，下血更厉害，来我处，查《经效单方》77 页用地榆一味。每日煎服一两，三次服用，过四日，该患痊愈，迄今无复发。

2. 患者：王永平，男性，25 岁，业工。因上山伐柴失手砍着左足胫骨，触破血管，流血一天一夜不止，来我处，先用棉花浸碘酒拭干后，用地榆粉敷上，立止。此药用于止血剂胜于他药。

（二）蛋黄油的治效

1. 患者：谢兆扬，男性，30 岁，业手工，住福建尤溪。右大腿内外侧发毒痛，久不收口，成瘘，时流稀脓黄水，病经三年余，曾向西医打"606"针剂无效。去年（1954 年）12 月来我处求治，先下吐管丹三日，其后局部患处腐肌吐出，其疮口约一寸五分深，孔容小指插入，继用蛋黄油，每日一换，历时三个月，该疮口肌肉渐变鲜红新肉，不似未施药前乌黑，现在疮口已平复痊愈云。

2. 小孩患耳道炎时流臭脓汁，病历三年之久，他药无效，来我处，亦将蛋黄油一试，滴入 1g，以后每天如此，过三日，其脓全失，耳窍干燥无脓了。此药功效与配尼西林油相等。

十三、白芷荆芥治头痛的报道

报道者：卢荣坚　广东清远一廓儒福街 182 号

用《实用经效单方》白芷、荆芥治头痛的方子，确是有效的。一个青年男子患头痛已历半年，常常打针吃西药，虽也都能止痛，但过三数日后即复发，我于无法中依照《经效单方》中开了白芷、荆芥给他吃，他的母亲起初勿信任，她说："时常打针化了很多钱也没有效，这方子不到壹角钱，能治得好吗？"经我解释后，患者痛得没法时才把药煎了吃，两天后痛大减，连吃五至六服，不痛了，观察了二十多天，没有再痛，他的母亲这才瞪大了一双大眼珠对我说："真奇怪，化了这么许多钱打针吃药，好一些时就要发；这点点价钱很便宜的草药，竟有那么灵，真感激你，谢谢你！"

一个化了近百元的医药费治不好的病人，现在只用 5 角钱居然治好了，可见伟大祖国的医药单方是无穷无尽的。

还有我自己，最近为了参加防洪工作，在深夜中因抢救而把木刺刺入了手掌内，幸而读遇你译作的《动植物民间药》21 页用"萤火虫"拔竹木刺的方法，恰巧附近一个瓜棚旁有萤火虫在这地方飞来飞去，我于是捉了三五只和入饭粒捣烂敷上，过了一夜，木刺出来了。

这两个单方是我亲眼看到和亲身试用的事实。（1955 年 7 月 28 日报道）

十四、夏枯草治效报道

报道者：童岳川　浙江宁海县前童乡

患者姓名　本人，性别男，职业农，住浙江宁海。

病状　左腋外缘生一个莲子大的肿起，数日后，出一点脓水而愈合了。但肿起处经多时（约一月）不消，后又于此肿起之旁外缘上，又生一个较小的，我才觉到是淋巴结肿。又一次，肛门旁生一疖，有血水，我以手摸其部位与形状很像鼠瘘。又先后两次在肛角生 2 个像细米大的疖，起先我不注意它，隔几日，大起来像豌豆般，又过几日又大起来。

病历　1955 年 1 月初，左腋外缘生一肿起，约经十天，出了脓水愈合了，但经过二十余天，肿起处不消，用消炎膏无效，在其旁外缘上，又生一个较小的，我才觉到是淋巴结肿胀，而服夏枯草。3 月间，肛门旁生一疖，约一星期，出了脓血，亦服夏枯草，服后约一星期痊愈。又 4、5 月间，肛角后先生 2 个小疖，因为起先不注意它而大起来，后亦即服夏枯草，约经过三星期才痊愈。

诊断　没有经过医师诊断。

病名　我照书上所载认定是淋巴结肿胀、鼠瘘、疖。

经过治疗　以上四次外病，均是照《实用经效单方》所载服夏枯草，每次约三四两，连服三四日，快的在第二日晚上见效，慢的在第四日就见效了。服此药后，各病至今五个月没有再发。（疮疖不在此例）

用法　是夏枯草独味，每日一两，将头、二、三汁均煎好，和在一起煮浓，分三回服。